엄마 아빠 21명의 자연주의 출산기

모든 출산은 기적입니다

엄마 아빠 21명의 자연주의 출산기

모든 출산은 기적입니다

2017년 3월 11일 초판 1쇄 발행. 정환욱과 자연주의 출산 엄마 아빠들이 쓰고, 도서출판 샨티에서 이홍용과 박정은이 기획하여 펴냅니다. 유윤희가 편집을, 새와나무가 디자인을 하였고, 박성은이 마케팅을 합니다. 인쇄 및 제본은 상지사에서 하였습니다. 출판사 등록일 및 등록번호는 2003. 2. 6 제10-2567호이고, 주소는 서울시 마포구 성미산로 16길 18, 전화는 (02) 3143-6360, 팩스는 (02) 338-6360, 이메일은 shantibooks@naver.com입니다. 이 책의 ISBN은 978-89-91075-09-2 03510이고, 정가는 18,000원입니다.

글 · 표지 사진 ⓒ 정환욱, 2017
본문 사진 ⓒ 안은영(23, 83, 181쪽), ⓒ 이적성(231쪽)

이 도서의 국립중앙도서관 출판시도서목록(CIP)은 e-CIP홈페이지(http://www.nl.go.kr/ecip)와 국가자료공동목록시스템(http://www.nl.go.kr/kolisnet)에서 이용하실 수 있습니다.(CIP제어번호: CIP2017004979)

엄마 아빠 21명의 자연주의 출산기

모든 출산은 기적입니다

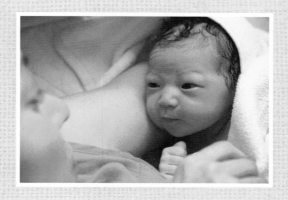

정환욱과 자연주의 출산 엄마 아빠들 지음

【샨티】

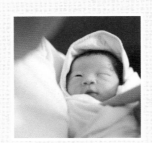

| 차례 |

> Part1
> ## 자연스러운 임신과 출산 준비

Part2
진통과 출산

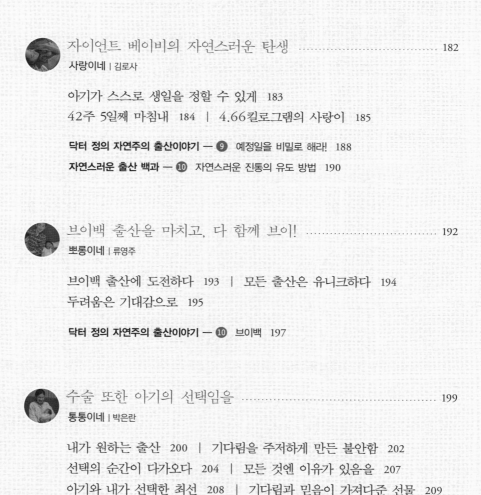

Part 4
아빠들이 들려주는 출산 이야기

가장 크게
바뀐 건
나 자신이었다

"원장님, 아기가 나와요."

화들짝 놀라 욕실로 들어갔다. 물 아래로 아기 머리가 보이기 시작했다. 회음 절개를 하려면 물에서 나오라고 해야 했다. 그때 나탈리가 준 출산 계획서 세 번째 줄이 생각났다.

"회음 절개를 하지 않겠습니다."

나탈리의 남자 친구는 작은 욕조 안으로 들어가 그녀의 몸 뒤쪽을 받쳐주었다. 나탈리는 호흡을 하며 마지막 진통을 이어갔다. 마침내 아기 '모지'가 세상에 나왔다. 호흡이 터지면서 모지가 큰소리로 울기 시작했다. 나탈리와 남자 친구의 눈에 눈물이 그렁그렁했다. 나 또한 목이 메었다.

"오, 나탈리, 해냈어요. 잘했어요."

나탈리는 감격스러운 눈빛으로 말했다.

"원장님, 감사해요. 아기는 괜찮은가요?"

"그럼요. 좋아요. 아주 건강해요."

나탈리는 뉴질랜드 출신으로 한국에서 보이스 레코더Voice recorder(영어 교재 녹음을 해주는 원어민)로 일하고 있었다. 나는 강남 M 병원에 근무하던 시절 나탈리를 처음 알게 되었다. 그녀는 자궁외 임신으로 병원을 찾아 나에게 복강경 수술을 받았다. 서두르지 않고 모든 과정을 기다려주고 수술 과정도 잘 설명해 준 까닭인지 나탈리는 나를 편하게 여기며 신뢰를 보냈다.

그 후 나탈리는 외래 진료를 위해 병원을 몇 차례 더 찾아왔고, 남자 친구와의 사이에서 다시 아기를 갖게 되었다. 결혼 전이었지만 그녀는 아기를 낳고 싶어 했다. 그러나 그 무렵 나는 새롭게 개원을 해 출산 진료는 하지 않기로 하고 부인과 질환에만 집중하고 있었다.

예전 병원에서는 하루 40~50명의 외래 환자를 진료하고 한 달에 30~40건의 분만 및 수술을 해야 했다. 며칠에 한 번씩 한밤중에 호출을 받아 병원에 가는 것이 일상이었다. 아기를 받는다는 건 육체적으로 정신적으로 힘든 일이었다. 어떤 의미에서는 고된 병원 업무에서 벗어나고자 새롭게 개원을 한 것이기도 했다. 그런데 출산을 얼마 안 남겨놓고 나탈리가 나를 찾아와 자신의 가정 출산을 도와달라고 한 것이다.

나는 고개를 절레절레 흔들며, 전에 근무한 적이 있는, 산부인과로 유명한 C 병원의 선생님 한 분을 소개해 주었다.

"유능하신 선생님입니다. 영어도 잘하시고요. 그분이 잘 도와주실 겁니다. 분만 전문 병원에서 안전하게 출산하세요."

하지만 나탈리의 의지는 단호했다.

"원장님, 저는 뉴질랜드의 제 어머니와 할머니처럼 가정 출산을 하고 싶어요. 일반 산부인과 병원에서는 제 뜻을 이해하지 못할 거예요. 중요한 건 단순한 언어의 소통이 아니라 저와 아기를 얼마나 이해해 주느냐 하는 것이에요."

나도 뜻을 굽히지 않았다.

"나도 잘 이해 못해요. 의사가 가정 출산을 돕는다는 이야기는 들어본 적이 없어요. 가정 출산은 오래 전의 방법이고, 한국에서도 그런 식으로 아기를 낳는 사람은 이제 더 이상 없어요."

당시의 나는 내가 알고 있는 것이 진실의 전부라고 믿었던, 병원 방식대로 잘 훈련받은 의사였다.

계속 거절하자, 나탈리는 전 세계의 자연주의 출산 사례를 담은 각종 자료를 들고 나를 찾아왔다. 이런 일이 이후 몇 번이나 반복되었지만, 나도 요지부동이었다. 의료적인 처치가 거의 개입되지 않는 가정 출산을 의사가 진행한다는 것이 도저히 상상이 되지 않았다.

그러자 나탈리는 마지막으로 이렇게 이야기했다.

"좋아요, 원장님. 그러면 제가 집에서 아기를 낳을 때 의사가 아니라 친구로서 와주시겠어요?"

"친구로요? 의사가 아니라? 음…… 그럼 한번 생각해 볼게요."

그렇게까지 이야기하는데 "안 돼요!"라고 하기는 힘들었다.

'의사'와 '친구'의 차이가 뭘까? 그건 만일의 상황이 생겼을 때 그에 대해 책임을 져야 하느냐 그렇지 않느냐의 차이일 것이다. 부담이 적어진 것이다. 무언가 강력한 힘이 나를 끌고 있는 것을 느꼈다.

"선생님, 진통이 시작된 것 같아요."

막상 전화를 받으니 막막했다. 병원 문을 닫고, 우선 긴급 장비를 챙겼다. 석션 스포이드, 켈리 클램프스(탯줄 양쪽을 묶는 도구), 가위, 그리고 손상된 회음부를 봉합할 간단한 기구들이었다.

'아기 심장 소리는 어떻게 듣지?'

조산사들이 사용하는 자그마한 심박동 측정기가 생각났지만 이미 늦었다. 불안한 마음으로 나탈리의 집에 도착하니 남자 친구는 물을 데우고 있었다. 나탈리는 나를 반갑게 맞으며 전에 자기가 준 출산 계획서birthing preference대로만 도와달라고 했다.

그런데 참 신기하게도, 진통을 하는 나탈리에게서는 그동안 병원에서 숱하게 보아온 고통스러운 산모들의 모습을 찾아볼 수가 없었다. 그녀는 그저 5~6분마다 진통이 오면 침착하게 호흡을 고를 뿐이었다. 아기가 잘 논다는 소리를 들으니 나도 마음이 편안해졌다. 두려움은 더 이상 없었다.

그러나 이쯤에서 나는 의사로서 무언가를 해야만 한다는 조급증을 느꼈다. 우선 내진을 해서 얼마나 진행되었는지 알고 싶었다. 그때 나탈리가 준 출산 계획서의 한 항목이 떠올랐다.

"꼭 필요한 경우에만 내진을 해주세요."

그녀의 바람에 따라 첫 진찰 이후 내진을 최대한 자제하고 있었다. 그러나 얼마 지나지 않아 다시 불안해졌다. 각종 모니터도, 산모와 아기의 상태를 알 수 있는 장비도 없는 상황에서 내진조차 못하니 답답하고 무기력한 느낌이 들었다.

그런데 오히려 나탈리는 호흡을 하고 물을 마시고 욕실을 왔다 갔다 하며 진통을 잘 견디고 있었다. 나탈리의 남자 친구와 나, 남자 둘은 멀뚱멀뚱 나탈리를 바라보기만 했다. 물을 달라고 하면 물을 주고, 배고프다고 하면 요리를 해서 갖다줄 뿐이었다.

열 시간쯤 지났을까? 꾸벅꾸벅 졸고 있는 나를 나탈리가 불렀다.

"아기가 나와요."

달려가 보니 아기 머리가 물속에서 살며시 돌며 나오고 있었다. 눈과 입을 움찔거리는 것을 보니 건강했다. 아기는 곧 우렁찬 울음을 터뜨렸고, 나탈리는 밝게 웃으며 아기를 품에 안았다. 그 순간 나는 스스로에게 질문을 던졌다.

'아기를 낳는 과정에서 의사의 역할은 무엇인가?'

산과 의사로 살아온 지난 20여 년간 단 한 번도 궁금해 하거나 의심한 적이 없는 문제였다.

그 일이 있고서 한참 뒤 현대 자연주의 출산의 아버지라 불리는 그랜틀리 딕 리드Grantly Dick-Read에 대해 알게 되었다. 그는 《두려움 없는 출산Childbirth without Fear》이란 책에서 자신이 전쟁터에서 경험한 출산의 모습을 생생히 전했다. 당시 그는 정통 의대 수련을 받고 야전 병원에 파견나간 상태였다. 이전까지 마취 없이는 결코 고통 없는 출산을 할 수 없다고 믿고 있던 딕 리드는 포성이 오가는 전쟁터에서 놀라운 장면을 목격했다.

그가 전투 상황에서 대기를 하고 있을 때였다. 피난민인 듯한 한 산모가 의무 막사 안으로 들어오더니 잠시 거친 호흡을 몇 번 내뱉고는 아기를 쑥 낳았다. 그러더니 곧 옷으로 아기를 둘둘 만 채 탯줄도 끊지 않은 상태로 막사를 나가는 것이 아닌가! 이 모습을 보고 딕 리드는 충격에 빠졌다.

'의사의 도움 없이도 저렇게 아기를 낳을 수 있다니!'

곧이어 이런 생각이 들었다.

'의사가 없던 시절에는 다들 저렇게 자신의 힘으로 아기를 낳지 않았던가?'

이 일이 있은 후 딕 리드는 자연주의 출산에 대해 연구하기 시작했다. 연구를 진행하며 그는 '두려움-긴장-고통'의 상관 관계가 출산을 어렵게 만드는 요인임을 알게 되었다. 그리고 산모가 두려움을 없애고 호흡과 이완을 잘한다면 충분히 자연스러운 출산을 할 수 있다는 자연주의 출산의 이론적 토대를 만들게 되었다.

나에게 나탈리는, 딕 리드에게 자연주의 출산의 의미를 알려준 전쟁터의 산모와 같은 사람이었다. 산모 스스로 아기를 잘 낳는 방법이라며 나탈리가 가져다준 자료들을 보며 내 안에는 의심과 두려움이 동시에 생겼었다.

'이렇게 의료 개입을 최소로 하는 자연주의 출산이 과연 가능할까? 그렇다면 자연주의 출산에서 의사의 역할은 무엇이란 말인가?'

하지만 이 모든 의심과 두려움은 내 눈앞에서 벌어진, 어쩌면 몹시도 당연한 출산 모습 앞에서 눈 녹듯 사라졌다. 과거에 우리 어머니와 할머니는 다 이렇게 경험 많은 출산 동반자들과 함께 자신만의 방법으로 아기를 낳지 않았던가? 출산은 산모와 아기가 하는 것이고 의사는 이를 돕는 사람일 뿐이라는 당연한 사실을 우리는 모두 잊고 살아왔던 것이다.

나탈리와의 만남 이후 내 삶의 키는 새로운 방향으로 돌아가고 있었다. 가정 출산을 도와달라는 외국인 산모들의 요청이 이어졌고, 그들을 도우며 나는 생명의 의미와 자연과 신의 섭리에 대해 큰 깨달음을 얻게 되었다. 그중 캐나다 산모 아만다가 출산에 앞서 내게 제시한 네 가지 요구는 지금까지도 내가 병원을 운영하는 데 큰 지침이 되고 있다.

아만다의 네 가지 요구

1. 진통하는 동안 원할 때 먹고 마시게 해주세요.
2. 원하면 언제든 움직일 수 있게 해주세요.
3. 아기가 원하는 시간에 나올 수 있도록 충분히 기다려주세요.
4. 아기와 떨어지지 않고 함께 있게 해주세요.

아만다는 오렌지와 초콜릿을 먹으면서 진통을 했고, 그녀의 남편은 거실에 갖다놓은 이동식 풀POOL에 물을 받느라 분주했다. 물속에서 나온 아기를 보며 한참을 껄껄 웃어대던 남편의 모습은 지금도 기억에 생생하다.

자연주의 출산이 추구하는 바는 바로 이것, 가족이 함께하는 출산이요 그 과정에서 가정이 회복되는 경험을 하는 것이다. 자연주의 출산을 도우면서 나는 산모들의 가정이 치유되는 모습을 목격했고, 나 역시도 아내와 딸들과의 관계가 회복되는 놀라운 변화를 경험했다. 자연스러운 탄생을 통하여 가족이 새롭게 탄생한 것이다.

더 이상 망설일 이유가 없었다. 나는 자연주의 출산 전문 병원을 세워 내가 받은 은혜와 축복을 나누기로 결심했다. 《농부와 산과 의사》를 읽으며 유럽의 자연주의 출산 선진국들을 직접 찾아가고 미셸 오당Michel Odent을 만나보기로 결심했다. 이렇게 자연주의 출산 전문가들과 만나 행복한 인연을 맺고 출산을 돕는 방법을 배워 새로운 길을 가기 위한 준비를 차근차근 해나갔다.

고맙게도, 누군가 이 일을 시작해 주기를 간절히 기다리고 있던 산모들은 생각보다 많았다. 자연주의 출산 전문 병원을 열자마자 먼저 많은 외국인 산모와 가족이 찾아왔다. 입소문이 나면서 자연주의 출산에 큰 관심을 갖고 있던 우리나라 산모들도 속속 병원 문을 두드렸다. 자연주의 출산은 체격 좋은 외국인 산모들이나 가능하다는 편견은, 성공적으로 자연주의 출산을 한 우리나라의 수많은 산모들이 명쾌하게 깨주었다. 또 정상적인 위치의 아기들만 안전하게 자연 출산할 수 있다는 의학적인 믿음은, 거꾸로 자리 잡은 역아breech도 두려움 없이 잘 낳는 산모들의 모습을 통해 수정되었다.

가장 크게 바뀐 건 나 자신이었다. 나는 어느 샌가 몸을 낮춰 산모의 이야기에 귀를 기울이고 있었다. 전문성을 앞세워 서둘러 출산을 끝내려 하기보다는, 기다려주고 지지해 주는 것이 더 좋은 결과를 낳는다는 것을 배우게 되었다. 최신 의료 도구와 의술을 앞세운 권위보다, 의료진과 가족 간의 소통과 올바른 관계 형성이 출산의 필수 요소임을 몸으로 느꼈다. 어느 틈엔가 출산 현장의 주체가 되어버린 병원과 의사는 그 자리를 다시 산모와 아기, 그리고 가족에게 돌려주어야 한다는 것을 깨달았고, 아빠가 함께 참여함으로써 부부 관계가 더 친밀해지는 것도 보았다. 지금이야말로 출산이 병원으로 가면서 잃어버린 많은 것들을 회복해야 할 시점이라는 생각이 들었다.

개원한 지 6년, 우리 병원의 자연주의 출산은 어느덧 3,500건을 훌쩍 넘었다. 이 책은 나탈리와의 만남 이후 나에게 자연주의 출산을 배울 수 있도록 허락해준 메디플라워의 산모와 가족들의 출산 수기 중 일부를 엄선하여 엮은 것이다. 거기에 산부인과 전문의로서 들려주고 싶은 자연주의 출산 이야기를 함께 실었으며, 많은 이들이 궁금해 하고 물어오는 질문에 관해 의학적 지식에 기반을 둔 답변을 달았다.

수기 하나하나가 독특하면서도 완성된 형태의 자연주의 출산 경험이므로, 이 책은 자연주의 출산에 대한 궁금증을 풀고 올바른 임신과 출산을 준비하고자 하는 예비 엄마 아빠들에게 큰 도움이 될 것이다. 또한 엄마 아빠들이 '나와 내 아기, 내 가족의 이야기'를 진솔하게 풀어간 만큼 따뜻한 감동과 눈물, 웃음, 환희를 모두 다 만날 수 있을 것이다.

출산은 정답이 없는 문제이다. 따라서 무엇이 옳다 그르다 단정 지을 수 없다. 그러나 최소한 "출산은 이래야 한다"고 그동안 '잘못 믿어왔던 것들'의 굴레에서 벗어나 '나만의 출산'을 꿈꿀 수는 있을 것이다.

출산은 아기뿐 아니라 임신과 탄생의 과정을 함께하는 가족과 이를 돕는 모든 사람의 삶을 변화시킬 수 있는 중요한 기회이다. 새 생명을 맞이하는 부부에게는 지금까지는 깊이 깨닫지 못했던 부모와의 관계를 자각하고 삶의 방향을 재정립하는 중요한 순간이 되기도 한다. 그렇기에 더더욱 출산과 생명 탄생의 과정은 자연스러워야 한다.

이 책에 실린 수기들은 가장 자연스러우면서도 특별하게, 또 평화롭게 내 아기를 만나고 싶어 하는 수많은 예비 엄마 아빠들에게 주는 소중한 선물이자 지침이 될 것이다.

자신들의 소중한 경험을 더 많은 사람들과 나누기 위해 기꺼이 시간을 내고 마음을 담아 글을 써준 엄마 아빠들께 감사를 드린다. 진통과 출산의 생생한 느낌과 과정을 그대로 전하기 위해서는 원문을 다 싣는 것이 마땅하나, 많은 수기를 한정된 지면에 옮기려다 보니 약간의 편집을 할 수밖에 없었다. 이 점, 글을 써준 분들께 양해를 구한다.

이 방대한 날것의 재료들이 맛깔스러운 요리로 바뀌도록 온힘을 다해준 유윤희 작가께도 깊이 감사드린다. 아울러 아주 오랜 기간 우리의 원고를 기다려주고 마침내 세상에 하나밖에 없는 소중한 책으로 만들어준 샨티출판사에 온 마음 다해 감사를 전한다. 그분들의 기다림과 배려는 자연주의 출산의 그것과 꼭 닮았다.

정환욱(메디플라워 산부인과/자연출산센터 원장)

Part 1

자연스러운
임신과
출산 준비

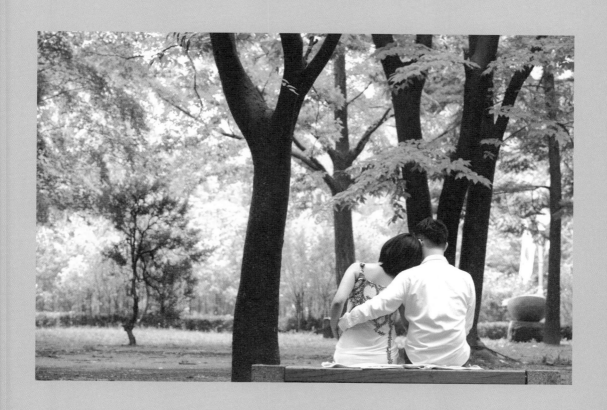

준비된 엄마,
오랜 꿈을 이루다

콩닭이네 | 배우 이윤지

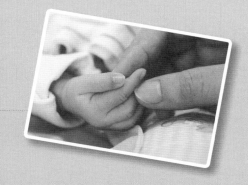

씨앗을 심었습니다.

정성스런 기다림 끝에 봉오리가 맺히고

마침내 생명의 꽃이 활짝 피었습니다.

새로운 시작을 알리는 봄의 노래가

들려옵니다.

오랜 바람과 신념이 현실로

자연주의 출산이라는 걸 처음 알고 나의 길로 정한 건 꽤나 오래 전, 내가 중학생일 때였다. 텔레비전에서 뮤지컬 배우 최정원 님이 수중 분만을 하는 과정을 담은 다큐멘터리가 방영되었다. 그 방송에서 나는 엄마와 아기가 고통에 일그러진 표정이 아니라 행복의 눈물과 웃음으로 서로를 만나는 모습을 보고 기쁨의 충격을 받았다.

그 방송에서 나는 수중 분만 장면만 본 것이 아니다. 우리 어머니들의 출산 모습(밭에서 일하다가 소쿠리를 안고 아기를 출산한다거나 하는 장면)도 보고, 너무나 당연시되던 산부인과의 분만대가 실은 산모가 아니라 의료진을 배려한 것이라는 사실도 자료 화면으로 확인할 수 있었다.

그때 내 머릿속에 '아, 언제일지 모르지만 나는 절대 일그러진 얼굴로 출산하지 않겠다. 중력과 내 몸의 도움을 받아서 자연스럽게 출산할 것이다!'라는 생각이 화살처럼 날아와 박혔다. 상당히 조숙한 생각일 수도 있지만, 그 생각은 그 후 내내 나와 함께해 왔고 자연스럽게 나를 자연주의 출산의 길로 이끌었다.

청소년기를 지나고 배우라는 직업을 갖고 살게 되면서 나는 '몸'이라는 신비로운 세계에 대해 더 깊이 공부하게 되었다. 몸과 마음이 얼마나 긴밀히 연결되어 있고 서로 얼마나 큰 영향력을 발휘하는지 알게 된 것이다. 그랬기에 결혼을 앞두고 나의 발걸음은 자연스럽게 메디플라워로 향했다. 가장 친한 친구가 그곳에서 자연주의 출산을 했고, 그 모습을 옆에서 보면서 나의 결심이 더욱 확고해진 것이다.(사랑하는 친구에게 진심으로 감사를 전한다.)

결혼 후 찾아온 임신 소식에 나는 얼른 가족들에게 자연주의 출산을 하겠다는 의지를 밝혔다.

"자연주의 출산은 나의 일시적인 생각에서 나온 선택이 아니라 내 오랜 바람과 신념에서 나온 거예요."

10개월의 임신 기간 동안 나는 자연스럽고도 평화로운 출산을 위해 부단히도 노력했던 것 같다.(수능 공부보다 더 열심히 했다고 자신한다.) 마음에서 우러나와서 한 노력이었고, 그래서 정말 즐겁게 했다. 자연주의 출산 교과서라는 《평화로운 출산 히프노버딩》을 읽으며 호흡과 이완 연습을 하고 또 했고 운동도 열심히 했다.

예정일 전날, 메디플라워를 방문해 출산이 어느 정도 진행되었는지 확인하며 원장님과 함께 결의를 다지고, 저녁엔 한 시간 넘게 걸었다.

그리고 그날 밤 11시 40분, 드디어 양막이 열리고 양수가 흘렀다. 미리 종이에 적어놓은 순서대로 담당 조산사님에게 연락을 해서 행동지침을 듣고 그대로 따라했다.

진통은 정말이지 파도와 같이 밀려왔다. 왜 진통을 파도라고 부르는지 알 것 같았다. 진통이 밀려오고 밀려가는 동안 고통도 느꼈지만, 그러는 사이 곧 아기를 만날 것이라는 설렘도 함께 느꼈다. 그렇게 밤새도록 진통이 오는 간격을 재며 집에서 진통을 견뎌냈다.

"아가야, 드디어 엄마랑 만나려나 보다. 보고 싶었어. 우리 콩닭이(태명)도 엄마를 도와서 함께 노력해 줘야 해. 우리 힘내자!"

배를 쓰다듬으며 그렇게 수백 번 이야기했다.

예정일 아침 7시 반, 메디플라워에 도착했을 때 자궁 문은 이미 6센티미터가 열려 있다고 했다. 병원에 오기 전까지 잘 견뎌낸 스스로를 칭찬했다. 이제 드디어 콩닭이를 만나게 되었다. 오래 염원한 대로 수중 분만으로 말이다.

가족 분만실에서 세 시간, 수중 분만실에서 두 시간을 진통하고 마지막 힘주기 끝에 아기가 나왔다. 아기를 가슴에 올리자 우리 세 식구의 심장이 마치 하나로 연결된 것 같았다. 아빠가 된 남편은 나를 뒤에서 안듯이 앉아 있었고, 막 물속을 빠져나온 나의 아가, 나의 천사, 나의 콩닭이는 내 가슴 위에서 하품을 하더니 조용히 잠을 청했다. 자지러지게 울거나 하지도 않고 말이다.

그 순간은 매우 고요하고 편안했으며, 정말이지 경이로웠다. 감사가 절로 나왔다. 마침내 내가 원하던 자연주의 출산, 자연스러운 방식으로 아기와 만난 것이다. 아기는 건강했고, 나도 잠시 후 앉아서 젖을 물릴 수 있을 정도로 멀쩡했다. 모든 것이 기대한 대로였다. 내가 정말 탁월한 선택을 했구나 싶었다.

이 과정에서 남편은 정말로 듬직한 출산 동반자가 되어주었다. 출산 준비를 하던 때부터 진통을 할 때, 그리고 아기를 안아드는 순간까지, 아니 아기를 키우고 있는 지금까지도 동반자로서 그 역할을 계속 하고 있다. 이 또한 자연주의 출산이 안겨준 감격적인 결과의 하나이다. 나는 자연주의 출산 이후 우리의 부부 관계가 더욱 단단해졌다고 강하게 느낀다.

모험? 마땅히 가야 할 길일 뿐

자연주의 출산을 하겠다고 했을 때 주변의 많은 사람들이 물었다.

"왜 그렇게 독해? 왜 모험을 하려고 해?"

아니, 내가 독한 게 아니었다. 자연의 힘을 믿었을 뿐이다. 경험 많은 의료진이 든든하게 받쳐주고 있으니 무서움에 떨 필요도 없었다. 이건 모험도 도전도 아니고, 그냥 내가 가야 할 당연한 길이었다. 그래서 난 토끼눈을 뜨고 바라보는 지인들에게 이렇게 말하며 함께 웃는다.

"모험? 이 신나고 스펙터클하고, 너무도 타당한 이 모험을 너도 한번 생각해봐 하하. 나 근데 둘째 언제 낳지??!"

"어우, 야!!"

이 글을 빌려 나로 하여금 소박한 신념을 지키며 아름다운 가정을 이루도록 이끌어주신 메디플라워 모든 가족분들께 감사를 전한다.

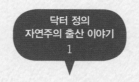
자연주의 출산의 유익한 점

생명의 자연스럽고 평화로운 첫 출발은 엄마와 아기에게 많은 유익함을 준다.

첫째, 산모에게 신체적으로 정신적으로 크게 유익한 점이 있다. 무엇보다 산모의 회복 속도가 빠르다. 자연주의 출산에서는 약물 사용이나 회음절개와 같은 시술을 거의 하지 않기 때문에 대부분의 산모가 출산 바로 다음날 언제 아팠냐는 듯이 움직이며 아기를 돌본다. 출산 후 체력 소모와 산후 통증 등으로 앓아눕는 산모들도 거의 없다. 임신 기간 동안 영양과 체력 관리를 잘해왔고, 호흡과 이완으로 진통을 보냄으로써 체력 소모를 최대한 줄였기 때문이다. 무엇보다 자연주의 출산은 비록 진통이 좀 길어진다 하더라도 자신의 속도와 체력에 맞춰 아기가 나올 때까지 기다리는 출산인 만큼 분만대로 때 이르게 이동하는 과정에서 오는 물리적인 체력 소모가 적다. 태반이 나오는 후산 또한 자연스럽게 기다리기에 출혈이 적고, 이는 산후 건강에 큰 영향을 미친다.

자연주의 출산에서 남편은 산모에게 끊임없이 지지를 보내며 진통도 같이 한다. 이 과정에 생겨난 '전우애'는 산후 아기 돌보기로까지 자연스럽게 이어진다. 이렇게 남편과 함께 보내는 시간이 산모의 산후 정신 건강과 육체 건강에 지대한 영향을 미치는 것은 당연하다. 태어나서 한 번도 아기와 떨어지지 않고 바로 모유 수유를 시작하고, 이후 계속 피부를 맞대고 애착 형성을 하다 보면 사랑과 치유의 호르

몸인 옥시토신의 분비가 더욱 활성화된다. 자연주의 출산을 시도하다가 어쩔 수 없이 제왕절개를 해도 동일한 회복을 경험한다. 이는 성취감과 자신감, 모성애를 통한 치유의 과정, 피부 접촉과 애착을 통해 형성된 사랑의 힘이다.

둘째, 아기에게 크게 유익한 점이 있다. 무엇보다 아기는 평화로운 환경에서 삶의 첫발을 내딛게 된다. 르봐이예 박사는《폭력 없는 출산》에서 분만실의 소음, 눈부신 서치라이트, 성급한 의료 행위 등이 아기에게 폭력이 될 수 있음을 지적했다. 일반적인 병원 분만 환경에서 아기는 포근하고 아늑한 엄마 자궁에서 열 달을 지내다가 갑자기 낯설고 소란한 환경에 노출된다. 때로 자신이 채 준비가 되지 않았는데 나오기도 한다. 또 태어나자마자 각종 검사 및 측정을 위해 엄마와 떨어지며, 검사를 마친 뒤에는 대부분의 경우 신생아실로 보내진다. 이렇게 하는 이유는 아기가 언제든지 위험에 처할 수 있다는 관점과 관리의 효율성 때문인데, 우리는 이러한 일련의 과정과 환경이 '아기에게 정말 유익한 것인가? 아기가 진정 원하는 것인가?' 스스로에게 물어봐야 한다.

자연주의 출산 환경은 내 집처럼 편안하다. 아기는 어둡고 조용하고 은밀한 공간에서 주위의 지지와 배려를 받으며 평화롭게 태어나고, 대부분 출생 후 곧바로 엄마의 맨가슴에 안겨 젖을 빤다. 첫 결속bonding의 시간이다. 엄마 품에 안긴 대부분의 아기들은 괴롭게 울지 않고 평안히 첫 순간을 즐기며, 뱃속에서부터 듣던 엄마 아빠의 행복한 대화를 세상에 나와서 듣는다. 또 엄마 아빠가 해주는 마사지를 받으며 자연스러운 피부 접촉을 경험하는 동안 뇌가 발달하고 정서가 안정된다.

제왕절개로 태어났거나 간혹 의료적인 도움이 필요해 어쩔 수 없이 엄마와 아기가 떨어져야 한다고 해도 최대한 빨리 한 방에서 다시 만나 애착 형성을 할 수 있다.

엄마가 어려우면 아빠의 품에 안길 수도 있다. 자연스럽고 평화로운 탄생, 그리고 아기가 부모 품에 안겨 보내는 생애 첫 시간은 부모가 아기에게 줄 수 있는 최고의 선물이다.

아기에게 엄마의 품만큼 안전하고 건강한 곳은 없다. 신생아실이 아기에게 큰 도움이 된다는 의학적인 이유가 확실해지기 전까지는 아기를 엄마 품에서 떼어놓지 않고 충분히 관찰하고 기다려봐야 한다. 엄마가 자연스러운 진통의 시간을 보냈다면, 또 물리적인 압력이 큰 분만의 과정을 거치지 않았다면, 아기는 출생 과정의 스트레스를 엄마와 가족의 품에서 더 잘 극복한다. 다만 시간이 필요할 뿐이다. 캥거루 케어가 더 좋은 회복의 결과를 보이는 것은 바로 이런 이치이다.

셋째, 부모가 태어난다. 남편은 아내의 임신과 진통, 출산까지 전 과정을 함께하면서 조금씩 변화되어, 어느새 자신이 방관자나 관찰자가 아닌 임신과 출산의 또 하나의 주인공임을 깨닫게 된다. 출산은 클라이맥스이다. 함께 임신 기간을 보내고 출산을 준비하면서, 예비 엄마 아빠는 건강한 부모가 갖춰야 할 인내심과 사랑을 직접 체험한다. 서로 다른 남이 만났지만, 생명으로 연결된 아기를 맞아들이면서 부부는 비로소 자식에서 부모가 된다.

아기가 스스로 나올 때를 기다리는 부모, 엄마 아빠와 떨어지지 않는 아기, 이 과정을 같이 보내는 가족이 일반 병원의 가족과 다른 경험을 하는 것은 분명하다. '가족이 다시 태어나는 것'은 자연주의 출산의 가장 큰 장점이자 가치이며 궁극적인 목적이다. 분만대가 없고 신생아실이 없는 출산 센터의 구조가 자연주의 출산에 꼭 필요한 이유가 바로 여기에 있다.

신생아실이 과연 더 건강한 곳일까?

많은 사람들이 건강을 지키려면 병원을 가야 한다고 여긴다. 정말 많이 아픈 사람들에게는 병원이 필요하다. 집에는 없는 약물과 치료를 위한 시설, 그리고 이런 것들을 다루고 적용해 주는 전문가가 있기 때문이다. 그러나 병원에는 집에 있는 따뜻함과 배려가 부족하다. 그리고 집에는 없는 위험 요인들이 곳곳에 숨어 있다. 그 중 한 예가 균이다. 병원은 앞으로 아기가 살아가게 될 가정에는 없는 많은 균들이 서식하는 곳이다. 건강한 출산을 한 산모와 아기에게 아픈 사람들을 치료하는 환경이 과연 도움이 될까? 왜 우리는 크고 좋은 병원에서 출산을 해야 안전하다고 믿는 것일까?

대부분의 병원에서, 갓 태어난 아기는 예외 없이 신생아실로 보내진다. 신생아실은 힘든 아기를 쉬게 하고 치료해 주고 만일의 문제를 찾아 회복시켜 주는 곳이다. 그러나 건강한 신생아에게는 오히려 엄마의 품보다 못한 곳이 될 수도 있다. 병원은 아기의 체온 유지와 감염 예방이라는 측면에서 신생아실을 운영하고 있지만, 신생아실은 본질적으로 아픈 아기를 위한 공간이며, 적은 인원으로 많은 아기들을 효율적으로 관리하기 위한 공간이다.

따라서 건강한 아기를 엄마에게서 떨어뜨리는 우리의 병원 환경은 그 원래의 목적을 되찾을 수 있도록 바뀌어야 한다. 즉 가능한 한 빠르게 아기의 건강을 평가하고, 문제가 없는 아기들은 엄마와 가족의 품에 빨리 보내야 한다. 국제 모유 수유 전문가IBCLE와 '아기에게 친근한 병원'을 지정하고 있는 유니세프가, 태어난 지 한 시간 내에 엄마의 젖을 물려야 모유 수유가 잘된다는 명확한 기준을 제시한 이유가 여기에 있다.

아기가 세상에 나와 생명을 유지하는 데 가장 중요한 것이 산소 공급과 체온 유지이다. 즉 호흡을 잘할 수 있어야 하고 환경이 따뜻해야 한다. 두 번째는 먹는 것이다. 탈수되지 않도록 서서히 영양 공급을 해주어야 한다. 세 번째로 외부 환경에서 살아남기 위해 모든 균과 물질들과 적응하고 싸우는 '면역 기능'이 필요하다. 이 세 가지가 모두 엄마의 품에 있다.

신생아가 어떻게 면역력을 갖고 엄마 품에서 건강한 삶을 시작하는지에 대한 연구는 많다. 최근의 한 연구는 자연주의 출산으로 태어나고, 태어난 뒤 엄마 품에서 삶을 시작한 아기가 그렇지 않은 아기에 비해서 아토피 발생률이 더 낮다는 결과를 보여 주목을 받고 있다.

태아는 엄마의 뱃속에서 무균 상태에 가깝게 지내다 엄마의 산도를 지나면서 처음으로 균들과 만나게 된다. 엄마의 산도에는 유산균이 살고 있기 때문에, 아기는 산도를 통과하는 과정에서 유산균과 접촉하게 되고, 이 균들이 아기의 장에 도착하여 1차 집락균first colonizer을 형성한다. 이 1차 집락균은 장의 곳곳에 좋은 자리를 선점하고 다른 유해균이 들러붙지 못하도록 한다.

그런데 제왕절개를 하면 일차적으로 이렇게 엄마 몸에서 나오는 유익균을 받을 기회를 잃게 된다. 수술 자체가 문제가 아니라 수술 직후 엄마와 아기가 함께 있지 못하는 데서 생기는 현상이다. 그래서 자연주의 출산에서는 어쩔 수 없이 수술을 하게 되더라도 바로 아기를 엄마 품에 안겨준다.

1999년 그론룬트 등이 발표한 논문에 따르면 질식 분만으로 출산한 아기에 비해 제왕절개로 태어난 아기들의 대변에는 유익균인 락토바실러스와 비피도 박테리아 수가 적다고 나왔고, 유해균인 클리스트리디움 퍼프리젠스가 상대적으로 많이 검출되었다. 소독을 했거나 약물을 많이 사용한 환경에서 유해균인 클리스트리디움 디피실 등이 아기의 대장에 먼저 자리를 잡아 면역 기능의 형성에 변화를 주고, 이것이 아토피 발생에 영향을 준다는 이론이다.

대한아토피협회의 통계에 따르면 국내 아토피 발병률이 매년 10~20퍼센트 꾸준히 증가하고 있고, 영유아 두 명 중 한 명이 아토피성 알레르기 질환을 앓고 있다고 한다. 천식도 우리 아이들이 달고 사는 흔한 질병 중 하나가 되었다. 그런데 위에서 살펴본 바와 같이 자연주의 출산을 한 경우 아토피와 천식의 발생 비율이 현저히 낮다는 연구 결과가 속속 발표되고 있다.

이 부분에 대한 기념비적인 연구가 네덜란드에서 이루어졌다. 마스트리흐 의대 반 님베겐 박사팀은 미국《알러지천식학회지》2011년 10월호에, 출산의 방법과 아토피, 천식 발생의 상관 관계를 조사해 발표했다. 네덜란드에서 34주 이상 된 건강한 산모 2,733명을 대상으로 추적 관찰 조사한 결과 병원에서 자연 분만을 한 경우보다 집에서 태어난 아이에게 습진, 음식 알레르기에 대한 민감성, 그리고 천식의 발생 비율이 훨씬 낮은 것으로 나타났다. 심지어 부모가 아토피가 있는 경우에도 가정 출산으로 평화롭게 태어난 아이들은 음식 알레르기에 대한 민감도가 반으로 줄고, 천식 또한 절반가량 감소하는 것으로 보고된 바 있다.

제왕절개로 태어난 아이들이 아토피나 천식에 걸릴 확률이 높다는 주장을 하기엔 연구 결과들이 아직 부족하다. 아토피, 천식, 소아당뇨와 같은 자가 면역 질환의 원인이 꼭 제왕절개만은 아니기 때문이다. 또 자연 분만으로 혹은 가정과 같은 환경에서 자연주의 출산으로 태어난 아이들에게 아토피나 천식이 없다고도 할 수 없다.

중요한 것은 "제왕절개를 했느냐 질식 분만을 했느냐"가 아니라, "엄마와 떨어졌느냐 그렇지 않았느냐"이다. 많은 연구 결과와 그동안 자연주의 방법으로 태어난 아이들의 성장 과정을 관찰했을 때 분명히 알 수 있는 것은, 아기의 건강을 위해 어른들이 할 수 있는 가장 중요한 일은 될 수 있으면 "엄마와 아기가 떨어지지 않게 해주어야 한다"는 것이다. 제왕절개라는 출산 방법을 선택했더라도 같은 원칙이 적용된다면 아기와 엄마 간에 온전한 결속이 이루어질 것이다. 이러한 온전한 결속은 아기가 정서적·신체적으로 건강하게 자라도록 하기 위해 부모가 줄 수 있는 가장 큰 선물이다.

주변의 반대를 넘고,
두려움을 넘고

미카네 | 안수현

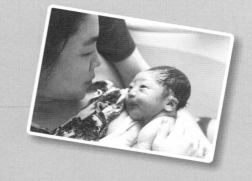

네가 우리에게 오는 길도 쉽지만은 않겠지?

내가 가는 길이 그런 것처럼……

하지만 엄마는 알고 있단다. 두 길이 맞닿는 곳에서

우릴 기다리고 있는 커다란 행복을, 벅찬 환희를……

내 인생에서 가장 행복한 열 달

나는 운 좋게도 임신 전에 자연주의 출산에 대해서 알게 되었고, 임신임을 확인한 날 바로 자연주의 출산 전문 병원을 방문했다. 원장님은 나에게 직업을 물으셨다. 일부러 직업 칸을 비워둔 것에 '무언가 있다'고 느끼신 걸까?

사실 나는 의료 관련 일을 하고 있다. 많은 의사들을 만나왔고, 병원 시스템도 꽤나 잘 알고 있다. 그뿐 아니라 우리나라 의료 시스템, 병원의 생리, 다양한 의료인들의 직업 의식을 비교할 수 있을 만큼의 경험도 가지고 있다. 그랬기에 한 치의 망설임도 없이 이곳에서의 자연주의 출산을 결심할 수 있었다. 자연주의 출산에 대한 원장님의 확고한 가치관은 나의 결심을 더욱 굳게 해주었다. 그때부터 자연주의 출산이 무엇인지 깊이 있게 차근차근 공부해 갔다.

주위에선 회음부 절개를 안 하면 회음부가 다 터져버린다고 겁을 주기도 했다. 하지만 그 말대로 자연주의 출산을 하다가 회음부가 다 터진다면 그동안 이곳에서 출산한 수많은 산모들은 무언가? 회음부 열상이 심한 상태로 고소도 안 하고 가만히 있었겠는가? 기나긴 인류 역사상 회음 절개 없이 출산해 온 수많은 여인들은 또 어떻게 설명할 것인가? 아기를 위해 부득이하게 회음부를 열어야 하는 여성이 몇이나 될까? 여성의 몸이 아기를 낳기에 적합하게 만들어졌다면 자신의 몸을 믿어야 할 것이다. 이렇게 생각하니 조금도 거리낄 것이 없었다.

임신 초기에는 임신 전과 다르지 않게 생활하는 것이 태교라고 생각해서 오히려 더 열심히 일을 했다. 임신 3개월 차에는 급하게 운전을 하다가 가벼운 접촉 사고를 내기도 했다. 이즈음 혈액 검사를 했는데, 1차 검사 이후 원장님이 조용히 나를 불렀다.

"다운증후군에 대하여 공부를 좀 해보시면 좋을 것 같아요."

이때는 나와 상관없는 이야기라며 흘려들었는데 2차 검사에서 다운증후군 확률이 높은 고위험군 산모라는 결과가 나왔다. 나는 깜짝 놀라 당장 양수 검사를 요청했다. 하지만 원장님은 남편과 충분히 이야기를 나눠본 후 신중하게 생각하라고 했다. 병원의 수익만을 생각했다면 양수 검사를 권하셨을 텐데, 원장님은 우리 부부가 이번 기회에 생명과 아기의 온전한 의미를 다시 한 번 생각해 보았으면 좋겠다고 했다. 양수 검사가 문제가 아니라, 결과가 나온 후 어떤 결정을 내릴 것인지 좀 더 심사숙고해 보라는 뜻이었다.

그 뒤 며칠간 남편과 많은 이야기를 나누었고, 시간을 내서 휴양림에도 다녀왔다. 그리고 다시 혈액 검사를 했다. 확률은 전보다 훨씬 낮아져 있었다. 우리 부부는 어떤 결과가 나오든지 이 아기를 잘 낳아 키우기로 결심하고 양수 검사를 했다. 결과는 다행히 정상이었다.

그 후 미카(태명)를 대하는 내 마음이 많이 달라졌다. 결과에 대해 감사했을 뿐 아니라, 아기를 사랑하고 위하는 마음이 전보다 더욱 커졌다. 미카를 품은 10개월은 내 인생에서 가장 행복한 날들이었다.

물속에서 평화롭게 만난 미카

예정일인 8월 30일 새벽, 이슬이 비치고 양수가 조금씩 흐르는 느낌이 들었다. 그때까지 진통은 없어서 여유롭게 먹고 싶은 것을 먹고 산책로를 걸었다. 다음

날 새벽 12시, 드디어 진통이 오기 시작했다. 마지막으로 선택한 만찬은 라면. 그동안도 못 먹었고 앞으로도 모유 수유 때문에 못 먹을 것 같다는 이유에서였다.

다음날 아침 8시, 병원으로 갔지만 자궁 문이 2센티미터밖에 열리지 않아 다시 집으로 돌아왔다. 양수가 흐르고 시간이 꽤 흘렀지만 아직 갈 길이 멀었다. 항생제를 맞으러 오후 6시쯤 다시 병원으로 간 김에 입원을 결정했다.

9월 2일, 물과 이온 음료를 마시며 열심히 수분을 보충했다. 그러나 항생제 때문인지 긴장하면 토하는 나의 습관 때문인지, 먹은 것을 다 토했다. 진통으로 압박이 올 때마다 먹은 것을 다 뱉어내니 나중엔 위액까지 나왔다. 기운이 다 빠져서 걷거나 움직이기가 힘이 들었다. 진통도 제대로 걸리지 않고, 아기도 내려오지 않았다. 심신이 녹초가 되었다.

9월 3일, 여전히 미카는 내려올 생각이 없다. 속을 진정시키는 약을 먹고 나서야 비로소 미음을 한두 숟가락 먹을 수 있었다. 조금씩 힘을 내 둘라(진통과 출산 그리고 모유 수유를 돕는 비의료 출산 전문가) 선생님을 붙잡고 진통을 견뎌보았다. 급한 마음에 계속 내진을 요청했지만, 그다지 진전은 없었다.

9월 4일 새벽 2시, 병원에 입원한 지 3일째가 되니 자연출산센터에서 3교대하는 모든 의료진을 만난 셈이 되었다. 다들 나를 안쓰럽게 바라보는 듯했다. 치골이 너무 아파 앉아 있지도 못하고 엎드릴 수도 없었다. 오직 화장실 변기에 앉을 때만 아프지 않았다. 나중엔 변기 뚜껑 위에 베개까지 가져다놓고 진통을 했다. 남편은 지쳐서 소파에서 자고 있었고, 나는 혼자 화장실 변기 위에서 변의 비슷한 것을 느끼며 진통을 견뎠다. 그러다 갑자기 진통이 강해지면서 내 입에서 짐승 소리가 나오기 시작했다. 얼마 후 조산사님이 우리 부부가 그렇게도 기다렸던 말을 해주셨다.

"아기 머리가 보여요. 오랜 시간 고생 많으셨어요. 이제부터는 힘 조절이 중요해요."

그리고 드디어! 준비한 꽃무늬 원피스를 입고 수중 출산실로 들어갔다. 남편은 자다가 정신없이 물속으로 따라 들어왔다. 곧이어 원장님이 오셨다.

물속에 들어가자 마치 파도가 밀려드는 것 같은 진통이 왔다. 진통이 올 때마다 나는 남편의 다리를 쥐어짰다. '흥, 새벽에 진통하는 날 놔두고 혼자 쿨쿨 잤다 이거지?' 약이 올라서 일부러 더 세게 쥐어짰다.(지금 생각해 보니 남편에게 미안하다. 같이 고생 많이 했는데……)

그러고 나서는 조산사와 원장님의 지시에 따라 낮은 소리를 내며 호흡했다.

"우우우."

회음부가 타 들어간다는 느낌을 받는 순간 아기 머리가 보이기 시작했다. 아기 귀가 회음부를 지날 때는 정말 불이 붙은 느낌이었다. 목까지 나오자 살 것 같았다.

이때 갑자기 아기가 몸을 움직였다. 나도 모르게 "아기가 움직여요. 다시 들어가나 봐요!"라고 소리쳤다. 원장님은 "아기가 몸을 비틀면서 몸통이 나오는 거예요"라고 설명해 주셨다.(아, 창피해. 두더지 게임도 아니고 다시 들어간다니……)

새벽 6시 54분, 마침내 몸통이 쑥 하고 나오고 아기가 내 품에 올려졌다.

나의 첫마디는 "오 마이 갓! 아기가 왜 이렇게 커요?"였다. 몸무게가 3.82킬로그램이었을 줄이야…… 아빠를 닮아서인지 키도 크다.

조금 뒤 원장님이 반가운 얘기를 전했다. "회음부 손상이 전혀 없어서 한 땀도

꿰맬 필요가 없네요."

난 속으로 V자를 그려보았다. 온몸에서 옥시토신이 뿜어져 나와서인지 출산하고 이틀 정도는 신이 나서 날아다녔다.

미카가 나온 후 자세히 보니 아기의 왼쪽 머리 위에 혹 같은 것이 있었다. 아기가 나오기 전 머리 왼쪽 부분이 먼저 끼어 있어서 생긴 혹이라고 한다. 그래서 나의 진통도 길었던 걸까? 이 혹은 한 달 정도면 들어간다고 했는데, 정말로 3주 정도 지나자 많이 가라앉았다.

촉진제 주사나 회음 절개 없이 자연주의 출산을 해보겠다고 했을 때 주위의 반대가 많았다. 하지만 미카는 우리가 준비한 대로, 병원 분만에서 당연하게 여기는 의료적인 개입 없이 이렇게 평화롭게 태어났다. 일반 병원 분만 환경이었다면 병원에 도착한 당일 촉진제를 쓰고, 의료진이 여러 가지 도구를 사용하여 미카를 꺼냈을 것이다.

많은 사람들이 걱정하던 나의 출산 방식을 잘 지켜주신 원장님과 자연출산센터 모든 의료진에게 어떻게 고마운 마음을 전해야 할지 모르겠다. 이분들 덕분에 우여곡절 속에서도 나와 남편, 미카는 행복하고 평화롭게 만날 수 있었다.

미카는 물속에서 태어나서 그런지 물을 좋아한다. 참, 미카가 태어나던 날도 비가 촉촉이 내렸다. 아직까진 정말 순한 베이비에 하루에도 몇 번씩이나 웃어주는 착한 미카…… 부족한 엄마 아빠에게 와줘서 고마워. 사랑해.

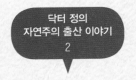

생명을 맞이하는 마음

임신을 하고 산부인과를 찾으면 다양한 산전 관리 프로그램을 만나게 된다. 병원마다 조금씩 차이가 있지만 대체로 산모의 건강에 대한 평가 항목과 태아의 기형 여부를 알아내는 검사가 포함된다.

그 과정에 조금이라도 의심스러운 소견이 나오면 많은 산모와 가족이 불안과 염려에 사로잡힌다. 대표적인 예가 다운증후군 검사이다. 많은 사람들이 다운증후군을 비롯한 태아의 기형이나 이상 가능성을 고민하지만, 실제로 그에 관한 이해는 매우 부족해서 단지 막연한 두려움으로 떠는 경우가 많다.

그러나 만약 산전 관리 중 실제로 기형아 선별 검사에 대한 권유를 받는다면 어떻게 해야 할까? 그런 경우엔 걱정에 휩싸여 스스로를 원망하거나 책망하기보다 의료진과 깊이 있게 상의하여 검사의 의미와 내용을 '정확히' 알고 임신 초기를 잘 넘기는 의연한 태도를 갖는 것이 좋다. 그래야 임신 기간 전체를 두려움과 걱정, 염려로 보내는 안타까운 상황을 막을 수 있기 때문이다. 염려와 걱정으로 임신 초기를 시작하면 불필요한 산전 검사를 더 하게 되며, 결과적으로 출산 자체가 힘들어질 수 있다.

다운증후군은 수정 후 세포 분열 단계에서의 오류로 인해 염색체 숫자에 이상이 생기는 것으로 대부분은 돌연변이이고 유전적인 영향은 아니다. 염색체 이상 여부를 찾기 위한 검사 방법으로는 목둘레 투명대 검사와 나이 평가, 임신 16주에 실시하는 쿼드 테스트(엄마와 아기, 태반의 몇 가지 검사), 통합 검사(임신 12주와 16주, 두 번의 혈액 검사 결과를 통합해서 확률로 계산하는 것) 등이 있다. 이 검사들은 모두 '진단'이 아니라 '선별'이라는 공통점이 있다. 즉 가능성이 높아 정밀 검사를 받아야 하는 사람들을 일단 '추려내는' 것일 뿐 그 자체가 곧 결과는 아니라는 뜻이다. 그런데 대부분의 산모들이 가장 행복하고 편안해야 할 임신 초기에 이 검사를 하고 검사 자체를 곧 결과인 것처럼 생각하여 실제 결과가 나오기까지 몇날며칠을 불안해하면서 보내는 것이다.

다운증후군은 산모의 나이에 비례하여 그 빈도가 증가한다. 양수 검사는 다운증후군을 좀 더 정확히 판별하기 위해 임신 15~18주 사이에 실시한다. 양막에 바늘을 찔러 넣어 양수를 뽑아낸 뒤 그 안에 떠다니는 아기 피부 세포를 배양하여 염색체 수를 세는 방법으로 검사하는데, 위의 검사들과 달리 상대적으로 확률이 높은 35세 이상의 산모가 의학적 대상이 된다.(안타까운 것은 35세 이상 산모 가운데 다운증후군 아기를 가질 확률은 270분의 1인데 수만여 명의 산모가 고위험군에 속해 불안에 떤다는 사실이다.) 이 검사는 정확도가 99퍼센트에 달하지만 통증이나 출혈 감염, 심지어 유산에 이르는 합병증 가능성이 있으며, 침습적 검사 방법이 아기에게 위해를 가할 확률이 200~500분의 1에 이른다는 단점이 있다.

다행히, 태반을 통해 전해져 엄마의 혈액 안에 존재하는 아기 유전자를 찾을 수 있는 기술이 최근에 나왔다. 신기술이라 아직은 검증해야 할 것도 많고 비용도 적지 않지만, 35세 이상 산모들에게서는 양수 검사에 준하는 정확도를 보인다. 아기의 공간에 침입해서 양수를 뽑는 검사법이 부담스러운 산모와 가족에게 선택할 만한 대

안으로 떠오르고 있다. 혈액 검사로 개별적인 발생 가능성을 비교적 정확히 예측할 수 있다는 점은 매우 긍정적인 일이다.

다운증후군 아기는 임신부 800명당 1명꼴로 태어난다. 1년에 40만 명이 태어난다고 가정했을 때 약 500명 정도의 아기가 다운증후군을 갖고 태어난다는 말이다. 적지 않은 확률이기에 '과연 우리 아기는 어떨까?' 고민이 될 수 있다. 그런 만큼 사전에 이런 검사를 하는 목적이 무엇인지 정확하게 이해하고 그 검사가 과연 엄마에게 그리고 아기에게 정말 필요한 것인지 충분히 생각해 보아야 한다. 그런 다음 의료진과 상담하고 검사 여부를 주체적으로 결정할 필요가 있다. 많은 사람들이 임신을 하면 분만을 전문으로 하는 큰 병원에 가기를 선호하는데 오히려 가까운 거리에 있는 작은 산부인과 병의원이 이런 상담을 하기에 더욱 편안할 수 있다.

어떤 엄마들은 다운증후군 검사 자체를 하고 싶지 않아하는 데 반해 아빠들은 검사를 하고 싶어 하는 수가 있고, 그 반대의 경우도 있다. 중요한 것은 어느 한쪽이 "무조건 이 검사를 해야 한다" 혹은 "하지 말아야 한다" 하고 주장하기보다, 의료진과 산모와 가족이 깊은 대화로 충분히 소통하는 시간을 가짐으로써 생명에 대한 서로의 입장과 철학을 이해하는 것이다. 자연주의 출산의 진정한 시작은 바로 이때부터라고 볼 수 있다.

물론 장애가 있는 아이를 키운다는 것은 쉬운 일이 아니다. 두세 배의 노력과 정성과 비용이 들어간다. 그렇기에 산전 검사에서 다운증후군이나 염색체 이상 소견이라는 결과를 받아든 부모에게, 아기가 생명력을 갖고 있는 한 임신을 유지하고 꼭 출산해야 한다고 권면하기란 쉽지 않은 것이 현실이다. 하지만 인간의 지식과 과학, 기술, 통계를 넘어 '생명에 대한 사랑과 신의 섭리'라는 좀 더 큰 시야로 검사 결과를 받아들인다면, 의료진이나 산모, 가족 모두 훨씬 신중한 판단을 내릴 수 있지 않을까? 그 생명이 세상에 나와 어떤 의미가 되어 살아갈지, 신이 그 아기를 세상에 보낸 뜻이 무엇일지 누가 감히 알 수 있을까?

우리 주위엔 몸이나 마음이 조금씩 불편한 이웃이 생각보다 많다. 그들의 부모와 가족을 만나보면 아이 키우는 일 자체보다 더 힘든 건 주변의 시선과 차별이라고 입을 모은다. 장애인과 비장애인이 다 같이 편안하고 행복한 세상을 만들려면 의식이 바뀌어야 하고 사회가 바뀌어야 한다. 남과 조금 다른 아이들과 '함께' 가기 위해 다 같이 적극적으로 노력해야 한다.

산모와 가족은 선별 검사 결과 고위험군으로 나오거나 진단 검사 후 이상이 있는 것으로 분석되면 '왜 나에게 이런 일이 일어났을까?' 하고 자책하며 불안해하기보다는, 진지하게 임신과 출산, 생명과 삶의 의미를 생각해 보는 시간을 가져보길 바란다. 그리고 고민과 판단의 과정에 단순한 확률이라든지 사회적 시선은 고려하지 않았으면 좋겠다.

탈무드에서는 "이 세상 그 무엇도 의미 없이 태어난 것이 없다"고 말한다. 들판의 잡초나 작은 벌레 한 마리도 다 각자 역할과 의미가 있는데 하물며 사람은 어떠할까? 요즘처럼 임신이 힘들고 유산이 많은 시대에 엄마 뱃속에서 열 달을 보내고 엄마의 산도를 지나 세상에 나오는 놀라운 생명력을 가진 아기들을 어떻게 과학과 기술만을 기준으로 삼아 정상과 비정상으로 나눈단 말인가?

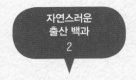
회음 절개는 꼭 필요한가?

회음부는 출산의 마지막 관문이다. 골반을 빠져나온 아기는 회음부의 골반저근을 통과하고, 외음부가 벌어지면서 비로소 세상으로 나오게 된다. 1970~80년대까지 산과학에서는 이 부분을 마취하고 절개해서 인위적으로 벌려주면, 저절로 벌어지는 것에 비해 통증이 줄어들고 분만이 빨라진다고 보았다.

미국의 경우 1979년에는 회음 절개율이 전체 병원 분만의 65퍼센트를 넘었다. 이후 우리나라에서도 보편화되어 지금 병원 분만 환경에서는 회음 절개가 당연한 것으로 여겨지고 있다. 그러다 보니 회음 절개를 하기 전 상담을 하거나 엄마가 의사 결정에 참여하는 과정은 당연하다는 듯 생략되어 왔다. 여성의 입장에서는 회음부가 손상되는 것 자체가 공포스러운 일인 만큼 회음 절개는 분만의 두려움을 크게 하는 또 하나의 요인이다. 그런데 그 부분이 배제되어 온 것이다.

또 다른 문제점이 있다. 산모가 호흡과 이완을 제대로 하지 못하는 상황에서 회음부만 절개한다고 아기가 나오는 속도가 빨라지는 것은 아니며, 오히려 아기 머리가 산도를 충분히 빠져나오지 못한 상태에서 분만을 진행하다 회음부의 손상이 더 커지고, 결국 산후 출혈을 유발할 수 있다는 것이다. 이런 이유로 최근 회음 절개를 선택적으로 적용해야 하고, 가능하다면 하지 않는 것이 좋다는 견해가 늘고 있는 추세이다. 2006년도 미국 산부인과 학회에서는 다음과 같이 통상적인 회음 절개를 제한적으로 시술하는 것이 더 좋다는 결론을 내렸다.

"많은 연구 결과에 의하면 통상적routine 회음 절개술 실시는 항문 괄약근 및 직장 손상을 증가시킨다. 회음 절개는 외과적인 측면에서의 판단과 상식이 가장 중요하다.…… 따라서 회음 절개술의 적응증은 겹갑난산, 둔위 분만, 후방후두위 분만, 또 겸자 분만 및 흡입 분만을 시도할 때와 분만시 회음부 파열이 예상되는 경우들로 한정해야 한다."《산과학》4판, 321~322쪽)

이런 경향을 반영하여 미국의 경우 회음 절개율은 1997년에 39퍼센트로 감소했고, 영국은 1999년 통계 기준 15퍼센트까지 내려갔다. 대부분의 서구 의학 선진국에서는 회음 절개를 하지 않고 출산을 진행하고 있으며, 회음부 마사지를 통해 회음부 열상을 최소화하는 교육을 하고 있다. 우리나라에서도 이론적으로는 위의 견해를 받아들이고 있지만, 실제 분만 현장에서는 잘 적용되지 않고 있다.

자연주의 출산 환경에서의 회음 절개

오랫동안 많은 엄마들이 회음 절개를 하지 않고 아기를 잘 낳아왔다. 그 곁에서 조산사들은 회음 절개가 아닌 호흡으로 엄마가 분만 속도를 조절하도록 도와주었으며, 아기가 저절로 나올 때까지 충분히 기다려주었다.

회음 절개를 했거나 하지 않았거나 출산 후 며칠은 회음부가 아프다. 아기가 질을 통해 외음부를 나왔으니 그 과정에 어느 정도 손상이 오고 통증이 뒤따르는 것은 지극히 당연하다. 다만 우리는 그 통증을 최소화하기 위해 노력할 뿐이다.

그동안 자연주의 출산 현장에서 터득한 회음부 통증 경감 노하우는 회음부를 느슨하게 꿰매고, 상처가 아무는 3~5일 이내에 실밥을 제거하는 것이다. 그러면 대부분의 산모가 그 자리에서 통증이 사라지는 것을 경험한다. 회음부의 손상이나 염증이 아니라, 피부를 잘 봉합하려고 단단히 매어놓은 실밥이 항문 주변과 외음부의 예민한 부분을 잡고 있는 것이 통증의 주된 원인인 경우가 의외로 많다.

자연적으로 벌어진 상처는 괄약근의 손상만 없다면 일부러 벌리지 않는 이상 잘 아문다. 하지만 회음 절개로 인한 통증은 일주일, 심지어 한 달이 지나도 상처가 욱신거리곤 한다. 자연주의 출산 후의 통증은 피부가 늘어나면서 생긴 통증이고, 회음 절개 통증은 피부뿐 아니라 그 밑 인대와 괄약근의 손상 부위에 생긴 깊은 상처이기 때문이다. 이런 여러 가지 차이점에 근거해 미셀 오당이나 사라 버클리 같은 자연주의 출산 전문의나 서구의 자연주의 출산 그룹은 가능하면 회음 절개를 하지 않고 출산하기를 권한다. 또 회음 절개를 할 경우 반드시 임신부의 동의를 받아야 한다고 말한다.

메디플라워에서는 지난 6년간 진행한 3,500건이 넘는 출산 가운데 특별한 사정이 있는 몇 건을 제외하고는 회음 절개를 하지 않았다. 회음 절개를 하지 않았을 때 일어날 수 있다고 지적되는 과다한 열상이나 출혈의 문제는 거의 발생하지 않았다. 그 이유는 아기가 나올 때 엄마 몸에서 분비되는 릴랙신이라는 호르몬이 회음부의 근육을 부드럽게 만들어주기 때문이다. 따라서 자연스러운 열상에 의한 출혈이나 근육의 손상은 가위로 절개할 때보다 그 양이나 정도가 훨씬 적고 이후 회복도 아주 빠르다. 통계적으로 보면 산전에 케겔 운동과 회음부 마사지를 꾸준히 하였거나 출산시 호흡과 힘 조절을 잘한 대부분의 엄마들은 열상도 거의 없었다.

아기는 아직 나올 준비가 되지 않았는데 의료진이 때를 조절하여 나오게 한다면 위험 요소가 따르게 마련이다. 여러 처치와 의료 행위들을 원활히 진행하려면 엄마는 반드시 분만대에 올라가야 하며, 그러다 보면 결국 출산은 여성 스스로 할 수 없는, 분만대 위에서 의사가 '알아서' 해주는 것이 되어버린다. 그런 출산 환경이 엄마와 아기의 분리, 본딩의 어려움 등으로 이어지는 것은 당연한 결과이다.

고위험군 산모의
겁 없는 도전

방구네 | 송주현

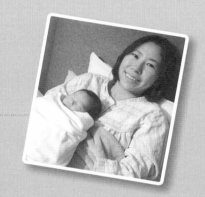

힘든 행군 길을 함께 걷는 동료처럼,

당신과 나 이 고개를 함께 걷습니다.

고개 저 너머에서 우리를 기다리는

아름다운 저 별 하나 조금씩 가까워 옵니다.

아기와 자연스럽게 만날 수 있는 방법이 없을까?

"아기와 엄마의 건강을 위해서는 제왕절개를 해야 합니다."

나는 흔히 말하는 '고위험군' 산모였다. 노산에다 자궁 근종 수술 경력까지 있었다. 찾아가는 병원마다 의사들의 말은 한결같았다.

염려스러웠다. 제왕절개를 한다면, 수술을 마치고 눈을 떴을 때 내 옆에 누워 있는 아기에게 어떤 감정이 생길지, 진통도 없고 산도를 지나는 애씀도 없이 쑥 나온 아기를 보며 내 자식이란 애틋한 생각이 들지, 아직 세상에 나올 준비가 안 된 상태에서 꺼내어져 밖에 놓인 아기는 얼마나 당황스러울지…… 의문과 염려가 꼬리를 물었다. 될 수 있으면 낳는 순간부터 내 아기와 떨어지고 싶지 않다는 마음뿐이었다.

그때 기적처럼 나를 찾아온 것이 자연주의 출산! 다행히 제왕절개를 하지 않고도 아기를 만날 방법과 가능성이 있다고 지지해 주는 의료진이 있었다. 이곳에서 만난 의료진은 나의 선택을 지지하면서, 관리만 잘한다면 자궁 파열의 위험을 크게 낮출 수 있다는 긍정적 가능성에 더 힘을 실어주었다. 희망적이게도 나와 같은 사례로 자연주의 출산을 하는 경우가 외국에는 굉장히 많단다. 안전성을 입증하는 객관적인 자료들도 많았다.

자궁에 상처가 있는 산모도 자연 진통하는 것이 의학적으로 안전하다는 사실을 확인하고 나니 망설일 이유가 없었다. 물론 주위에는 여전히 반대 의견이 많았지만, 부정적인 입장 또한 하나의 견해일 뿐임을 인정하고 받아들이니 나의 선택에 더욱 확실한 믿음이 생겼다. 나와 아기와 남편의 결정을 지지하고, 만일의 상황에 대비해서 응급 대기해 주는 의료진이 있다는 것은 큰 용기와 힘이 되었다.

든든한 동반자와 함께 파도를 넘다

10월 16일, 예정일 이틀 전, 이슬이 비쳤다. 아! 이 녀석, 예정일에 딱 맞춰 나올 건가? 하지만 진통의 조짐은 없었다. 예정일이 조금 지났지만 우리 부부는 불안해하지 않았다. 빗발치는 주변의 성화를 받아내는 일이 약간 불편할(?) 뿐. 그러나 평온한 우리 부부와 달리 출산 방법을 염려하는 주변 가족들의 근심은 날로 커져갔다.

이때부터 진통이 잘 오도록 도와준다는 온갖 방법을 실행했다. 아파트 계단 오르기며 달맞이꽃 종자유 섭취하기, 남편과의 합방은 물론이요 인스턴트 음식을 줄이고 약간의 매운 음식을 추가하는 일까지.

예정일로부터 열흘 이상 지난 10월 28일 일요일에는 남편과 함께 남산을 올랐다. 빡빡하게 하루를 보내고 집에 돌아오니 드디어! 진통이 오기 시작했다. 월요일 0시 30분이었다. 순식간에 3분 간격의 강한 진통이 몰아쳤다. 누워 있으면 진통을 견디기가 힘들어 화장실로 달려가 변기에 앉았다. 변기를 따뜻하게 데워 앉아 있으니 진통을 이기기는 편했다. 하지만 곧 회음부 쪽이 붓고 발도 부어오르기 시작했다.

곧바로 병원으로 가 내진을 해보니 자궁이 4센티미터까지 열렸단다. 다시 5~6시간쯤 지나니 자궁 입구가 10센티미터까지 열렸다. 이때까지는 배우고 연습한 대로 호흡이 아주 잘되었다. 진통도 강한 파도 정도로 여겨져 호흡하면서 참을 만했다. 그러고 나서 아랫배에 힘이 들어가는 진통이 시작되었는데, 이상하게도 그 후 얼마간은 더 이상 진행이 되지 않았다.

"아기 머리가 살짝 방향을 틀고 있어서 골반 안착을 못하고 있어요."

나름 기대했던 '오늘 안'이라는 디데이가 무너지고 '내일'로 넘어가니 마음이 조금씩 약해지기 시작했다. 그러나 조산사들의 도움으로 다시금 의지를 다져보았다. 골반을 트는 다양한 자세를 취하면서 머릿속으로는 방구(태명)의 머리가 골반에 딱 들어맞는 상상을 하고 있자니 신기하게도 어느 순간 느낌이 왔다.

'아, 이제 딱 들어맞았구나!'

"조금만 더 힘을 내면 아기를 만날 수 있어요."

그러나 이미 체력이 바닥나 힘을 제대로 줄 수가 없었다. 그때부터 졸기 시작했다. 진통이 없는 1~2분 동안 안드로메다로 갔다가 진통이 오면 윽~, 또다시 졸다가 윽~! 그러기를 얼마나 반복했을까? 어느 순간 남편에게 이렇게 말하고야 말았다.

"아, 나 이제 못하겠어."

"어떻게든 진행을 시켜보자. 조금만 더 힘을 내."

남편은 급히 의료진을 불렀다. 나중에 남편에게 그때 무슨 생각이 들었냐고 물으니 이런 대답이 돌아왔다.

"쉽지 않은 과정을 거쳐 여기까지 왔는데 얼마나 힘들면 저럴까 싶었지. 의지를 다시 세울 수 있도록 얼른 조산사님을 모셔왔고."

마음이 뜨거워졌다. 남편은 그저 옆에 있는 것만으로도 너무나 큰 힘이 되는 사람이었다.

조산사와 남편의 격려 속에 다시금 정신을 차리니 처음 자연주의 출산을 결심했던 때가 떠올랐다. 동시에 나도 이렇게 힘든데, 좁은 골반을 빠져나와야 하는 방구는 얼마나 힘들까 하는 생각이 들었다. 그간의 결심과 아기를 향한 마음이 새로워지니 다시 기운이 났다. 조산사님은 내가 힘을 줄 때마다 좁은 회음부를 손으로 마사지해 주며 아기 머리가 나올 공간을 만들어주셨다. 원장님이 들어오고 얼마 후 몇 번 더 힘을 주자 거짓말 같은 순간이 찾아왔다.

"응애~!!"

커다란 울음소리와 함께 아기가 쑥~ 나와 내 가슴 위로 올려졌다. 그 순간이 바로 열 달 동안 그토록 기다렸던, 그리고 31시간의 긴 진통을 마무리했던 10월 30일 오전 7시 19분이다. 아기를 만난 순간, 감동과 함께 '이제 끝났구나' 하는 안도감이 밀려왔다. 동시에 남편을 비롯, 나의 출산을 도와준 분들의 얼굴이 스쳐 지나갔다.

'이분들이 아니었으면 내가 이 기나긴 자연주의 출산 여정을 무사히 끝마칠 수 있었을까? 아니 시작조차 못했겠지……'

눈시울이 붉어지고 가슴이 뜨거워졌다.

내가 가장 잘한 것, 자연주의 출산

자연주의 출산 과정을 돌아보니 후회되는 것도 있고 잘한 것도 있다.

첫째로 후회되는 것은 막판 무너진 식단 관리이다. 아기는 3.16킬로그램으로 크지 않았지만, 임신 초기부터 꾸준히 식단 관리를 잘했다면 진통과 출산이 한결 수월하지 않았을까 싶다.

둘째는 회음부 마사지이다. 출산이 예정일보다 2주나 지연되어 열심히 할 기회가 더 있었음에도 하다 말다를 반복했다. 좀 더 열심히 했다면 마지막 순간에 덜 아팠을 것 같다. 둘째 때는 미리미리, 열심히, 꼼꼼히 회음부 마사지를 해야지.

셋째는 호흡 연습이다. 호흡은 진통과 출산을 수월하게 해주는 가장 중요한 요소이다. 그중에서도 초기 진통시의 호흡과 이완은 진통을 견디게 해주는 전부라고 해도 틀린 말이 아니다. 진통중에 조산사들이 끊임없이 호흡을 도와주었건만, 그것을 따라하지 못한 일은 지금도 아쉽다.

가장 잘한 일 한 가지는 중간에 포기하지 않고 자연주의 출산을 해냈다는 것이다. 극렬한 고통의 순간에는 '이제 둘째도 없고, 설령 둘째를 가져도 제왕절개다!'라는 생각이 미친 듯이 스쳐갔으나, 막바지 진통의 순간, 그리고 아기가 내게 안겨진 순간 자연주의 출산의 의미는 크고도 깊게 다가왔다. 쓸데없는 걱정과 염려가 너무나 많았기에 엄마가 되기까지 그만큼 긴 성찰과 준비의 시간이 필요했던 게 아닐까?

40주를 기다렸다가 스스로 진통을 만들어내고 자신이 원하는 순간에 세상으로 나온 방구를 품에 안고서 생각해 본다. 이 아기를 예정일보다 1주 혹은 열흘 먼저 인위적으로 꺼냈더라면 과연 어땠을까? 보채거나 조급해하지 않고 기다린 것이 얼마나 다행한 일인지. 초반에 찾아간 병원마다 나에게 했던 "자연주의 출산은 불가능하며, 무리하게 출산하다가 위험한 상황이 올 수도 있다"는 의사의 소견은 반드시 따라야 할 것 같은 두려움이었다. 그러나 그렇게 했다면 남편과 하나되어 아기를 만나는 소중한 기회는 놓쳤을 것이다. 그러니 자연주의 출산은 내가 가장 잘한 일이다.

둘째 출산기: "이렇게나 쉽게요?"

12월 15일 밤 11시 17분, 화장실을 다녀오는데 이슬이 보였다. 큰애를 이슬이 비치고 2주 뒤에 출산했기에, 또 진통도 없고 아직 예정일도 열흘이나 남았기에 대수롭지 않게 생각했다. 하지만 혹시 몰라 자연출산센터에 전화를 했다.

자연출산센터에서는 진통의 파도가 점점 강하고 분명해지면서 간격이 5~7분, 한 번에 30초 이상 계속되면 오라고 했다. 혹시나 해서 스마트폰 어플로 간격을 재보니 10분 간격이었다. 아직까지는 호흡만 잘하면 참을 만한 진통이었다. 다시 센터에 물었다. 참을 만한데 가야 하냐고. 내 목소리를 들어보더니 둘째이기 때문에 진행이 빠를 수 있다며 오라고 했다. 새벽 3시에 큰애를 데리고 센터로 왔다. 놀랍게도 자궁 문이 벌써 5센티미터나 열렸단다.

큰애를 낳았던 206호를 배정받고 태동 검사를 했다. 조금 뒤 호흡 몇 번 하니 양수가 흐른다. 조산사님을 불렀다. 그랬더니 이게 웬걸, 다 열렸단다.

"이렇게나 쉽게요? 말도 안 돼!!"

아래에 힘이 들어가면 힘 주라길래 밀어내기 호흡 한두 번 하니, 또 웬걸! 곧 나온단다.

정말 두세 번 힘을 주니 쑤욱 둘째가 나왔다. 센터에 내 발로 걸어 들어온 지 1시간 18분 만의 일이었다. 전화해 보지 않았으면 집에서 낳을 뻔했다!! 어떻게 설명해야 할까? 진통이라는 과정 없이 아기를 낳았다고 해야 하나? 물 한 잔을 다 마시기도 전에 모든 것이 종료되었다.

큰애는 근종 수술 뒤 숱한 반대와 논란 속에서, 하늘 보고 누운 아기 돌려가며 31시간 진진통 속에 힘들게 출산했는데, 둘째는 이렇게 수월하게 낳다니! 나도 어리둥절이다. 자연주의 출산은 처음이 힘들지 둘째 이후부터는 덕을 본다더니 그 말이 딱 맞다.

새벽잠을 설치고 동생을 만난 큰아이는 엄청 서럽게 울다 잠들더니 깨고 나서는 아가를 조심스레 만지며 예뻐한다. 망설였는데 같이 오길 잘했다. 첫째 출산 때 자연주의 출산을 못 미더워했던 친정엄마도 너무 쉽게 순산한 딸을 보며 기뻐하신다.

"센터 선생님들, 원장님 모두 감사드려요. 아가야, 나오느라 고생했다. 그리고 우리 남편. 정말 고맙고 고마워."

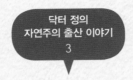

고위험군 산모라도 자연주의 출산이 가능하다

산과학에서 '고위험군'이란 "의학적으로 관리해야 할 이유(확률)가 그렇지 않은 경우에 비해서 상대적으로 큰 경우"라고 정의할 수 있다. 방구 엄마는 자궁 근종 수술 상처 때문에 고위험군으로 분류되어 자연 진통을 하지 않는 게 좋겠다는, 즉 선택적 제왕절개 분만을 하라는 권고를 받았다. 근거는, 자궁 근종을 제거한 부분의 상처가 진통을 할 때 벌어져 출혈을 일으키거나 정상적인 출산을 방해할 가능성이 그렇지 않은 산모에 비해서 높고, 그로 인해 출혈을 하게 되거나 아기에게 위험을 줄 수 있다는 것이었다.

그러나 촉진제와 유도 분만제를 사용하거나 자궁에 과하게 압력을 가하지 않는 이상 자궁의 상처가 벌어져 문제가 생기는 일은 실제로 매우 드물다. 문제는 고위험군에 속한다는 얘기를 들으면 산모가 심리적으로 위축되고 스스로 출산할 수 있다는 믿음과 능력이 떨어지며, 이것이 결국 수술 확률을 높인다는 데 있다.

그러나 고위험군이 곧 수술을 해야 한다는 뜻은 아니라는 걸 우리는 알아야 한다. 위험 요인이 있다면 그것을 잘 관리하고 철저하게 대비해 주면 된다. 문제가 걸림돌이 되거나 두려움의 요인이 되면 진통과 출산을 방해하지만, 극복한다면 오히려 건강하고 평화롭고 행복한 출산을 가능하게 하는 힘이 된다. 자연주의 출산 현장에서 그런 사례를 수없이 보아왔다.

자궁 근종 수술 등을 하고 자연주의 출산을 시도하고 싶어서 나를 찾아오는 임신부가 많다. 그들은 대개 이렇게 질문한다.

"선생님, 저도 자연주의 출산을 할 수 있을까요?"

내 대답은 한결같다.

"하고 싶으시죠? 그러면 질문을 바꿔보세요. '선생님, 제가 (아래로) 못 낳을 이유가 있나요? 있다면 왜 그런지 설명해 주실래요?'라고 말이에요."

올바른 질문을 하면 올바른 대답이 나온다. 이미 문제를 극복하려는 의지가 있는 임신부를 만나면 나는 '방어 진료'를 하기보다 '어떻게 도울 수 있을까? 위험한 순간에 어떻게 대비를 할까?' 하는 궁리를 먼저 하게 된다. 임신부의 질문은 의료진을 두렵게 할 수도 있고 두려움을 없애줄 수도 있다.

방구 엄마는 스스로의 본능과 믿음에 따른 선택을 했다. 그 결과는 좋을 수밖에 없다. 자신이 잘할 수 있다고 믿고, 육체적으로나 정신적으로 잘 준비했으며, 이를 지지해 주는 남편과 만일을 대비한 의료진이 있다면 잘 낳지 못할 이유가 무엇이겠는가?

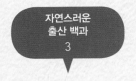

어떤 때 제왕절개를 하나?

흔히들 "자연주의 출산에서는 수술을 하지 않는다"라고 오해하곤 한다. 그러나 이는 말 그대로 '오해'이다. 자연주의 출산에서도 필요할 때는 즉각적으로 의료 개입을 한다. 진행을 위해 촉진제(자궁 수축제)를 사용하기도 하고, 산모와 아기의 생명을 살리기 위해 필요하다면 응급 수술을 하기도 한다. 중요한 것은 의료 개입을 하느냐 하지 않느냐가 아니라 '왜 그것을 하느냐'이다. 출산 현장에서 일어나는 모든 의료 행위의 목적은 '산모와 아기의 생명을 살리는 것'이 되어야 한다.

생명 탄생의 과정에서는 언제든 만일의 상황이 생길 수 있다. 따라서 경험 많은 전문가가 임신과 출산의 모든 과정을 같이 하며, 혹시 모를 응급 상황에 적절히 대처할 수 있도록 철저히 준비하여야 한다. 이를 위해서는 의료진의 집중적인 관찰과 지지, 자유로운 진통 환경의 준비가 필요하다.

그러나 우리나라의 분만 현장에서 이런 밀착 관리는 현실적으로 쉽지 않다. 보험 급여는 의료적 처치와 수술, 각종 약물, 기본 식사에만 적용되며, 진통 과정에서 산모가 머무는 공간과 산모를 도울 인력 등에 대한 비용은 지불해 주지도 않고 받을 수도 없는 구조이다. 현재의 병원 시스템은 좀 더 저렴한 비용으로 좀 더 많은 사람이 혜택을 누리게 한다는 장점이 있지만, 많은 수의 분만을 빨리 끝내고 빨리 다른 곳으로 이동하지 않고서는 운영이 어렵다는 한계가 있다. 따라서 산모가 오랜 시간 진통하는 것을 허락하기가 어렵다.

또한 남편 등 산모를 진심으로 도와줄 수 있는 사람들은 의료진의 업무에 방해가 된다는 이유로 참여 자체가 제한되거나, 참여하더라도 할 수 있는 일이 얼마 되지 않는다. 이런 환경이라면 진통실에서 가능한 한 모든 준비를 마친 뒤 출산이 임박하면 분만실 또는 수술실로 이동하고, 출산 이후 산모는 병실로, 아기는 신생아실로 최대한 빨리 이동하는 것이 매우 중요하다. 어느 한 곳에서 정체가 생기면 곤란하다. 따라서 진통이 찾아와 병원에 입원하는 순간부터 금식을 하게 하고, 각종 약물을 쉽게 주입할 수 있는 장치를 달며, 촉진제를 사용하거나, 언제든 수술로 이어질 수 있도록 준비를 하는 과정이 의료의 전문성으로 평가받는다.

만약 어떤 게임을 하려고 하는데 결과가 뻔하다면, 이미 질 수밖에 없는 불리한 환경이라면 어떨까? 그 과정이 짜증나고 두렵고 빨리 끝내고만 싶을 것이다. 우리는 오늘날 병원 분만 시스템이 질 수밖에 없는 게임과 같지는 않은지 점검할 필요가 있다.

자연주의 출산 환경에서는 출산이 자연스럽게 진행되도록 모든 노력을 다 해보는 것을 원칙으로 삼는다. 그러다가 아기와 엄마의 안전을 위해 꼭 필요하다고 판단될 때 최후의 수단으로 의료 개입을 할 수 있음을 인식하고 늘 만반의 준비를 한다. 임신부가 편하게 자신만의 진통을 할 수 있도록 도와주면서도 만일의 상황에 대비해야 한다는 뜻이다.

출산은 하는 사람이나 도와주는 가족, 의료진 모두에게 힘든 일이다. 출산을 빨리 끝내고 싶어 하지 않는 이는 아마 없을 것이다. 그러나 의료진은 태도가 달라야 한다. 진통과 출산의 과정에 지나치게 개입하기보다는 진행이 잘되고 있는지 지켜보면서 끊임없이 지지를 보내야 한다. 특별한 문제가 없다고 판단했다면 좀 더 기다려주고, 산모와 가족이 궁금해하는 것에 정성으로 답해주며, 어떤 과정이 얼마나 남았는지 충분히 설명해 주어야 한다. 그럴 때 출산은 훨씬 더 건강하고 즐거워질 것이다. 진통과 출산의 과정이 차가운 의료 행위로 기억되는 것이 아니라 따뜻한 배려의 순간으로 기억될 것이다.

이렇듯 자유롭고 편안한 환경에서 출산한 산모와 아기가 더 건강하며, 제왕절개 빈도수가 더 적다는 것은 이미 알려진 사실이다. 유럽과 오세아니아의 국가들, 캐나다, 일본 등의 경우 제왕절개율을 낮추려는 노력을 인위적으로 기울이지 않아도 제왕절개율이 WHO가 권장하는 20퍼센트 이내를 유지한다. 이 긍정적인 데이터는 산모 스스로 아기를 잘 낳을 수 있도록 주변에서 도울 때 얻어지는 자연스러운 결과이다. 이렇게 자신의 출산 능력을 믿고, 가족의 사랑과 지지, 의료진의 배려를 받으면서 출산을 끝내고 모유 수유까지 잘 해낸 엄마들은 둘째아이를 갖는 데도 큰 어려움이 없다. 이런 환경에서 다산하는 엄마들이 늘고 수술이 줄어드는 것은 당연한 이치이다.

제왕절개 수술은 분명 산모와 아기를 살리는 출산법이다. 그러나 자연주의 출산에 비해 회복이 늦거나 후유증 또는 합병증 가능성이 높은 것도 사실인 만큼, 단계적으로 그리고 유연하게 적용할 필요가 있다.

충분한 진통 후 제왕절개 수술을 하면 회복이 더 빠르다

진통을 한다는 건 아기가 나올 때가 되었다는 것을 뜻한다. 또한 산모의 몸이 아기를 낳고 모유를 먹일 준비가 되었다는 것을 의미하기도 한다. 따라서 아주 위험한 경우가 아니라면 자연 진통을 하게 하는 것이 산모의 건강을 위해 중요하다.

　진통을 하게 되면 어떤 장점이 있을까? 진통이란 아기를 낳기 위한 생리적 현상이다. 자궁뿐 아니라 모든 신체 기관이 진통과 출산을 거치면서 모유 수유와 육아에 적합한 몸으로 바뀐다. 이 과정은 산모와 아기가 위험에 처하는 상황이 발생하지 않는 한 반드시 필요하다. 따라서 진통 끝의 수술은 최대한 기다려보고 판단하여야 한다. 물론 진통을 하다가 부득이하게 수술을 하게 되면 산모나 가족이나 의료진이나 마음이 좋지는 않다. 그러나 자연주의 출산을 오랫동안 하면서 발견한 놀라운 사실은, 진통을 충분히 한 산모의 경우 수술시 출혈도 적고 산후 회복도 빠르다는 것이다.

어떤 경우에 진통이 오기 전 수술을 하는가?
―선택적 제왕절개

　선택적 제왕절개는 자연 진통을 할 경우 산모와 아기의 건강이 악화될 염려가 크다고 예견될 때 실시한다. 자연주의 출산 환경에서는 다음과 같은 상황에서 선택적 제왕절개를 한다.(의학적으로는 선택적 제왕절개의 범위가 더 넓다. 예를 들어 노산, 둔위, 기왕 제왕절개 분만, 쌍태아 등 여러 이유로 미리 수술할 것을 결정한다. 아래는 자연주의 출산의 기준이다.)

❶ 전치태반: 전치태반이란 태반이 자궁 입구에 매우 가까이 있는 것을 말한다. 태반은 아주 큰 혈관으로 구성되어 있다. 진통이 시작될 때까지 태반이 위로 올라가지 않고 입구를 거의 막을 정도로 가까이 있으면 진통중에 이 부분에

서 출혈이 생길 가능성이 높다.

❷ 산모와 보호자가 진통을 잘 견뎌낼 준비가 되어 있지 않았을 때: 산모가 인지 능력이 떨어지거나 정신적으로 질환이 있어 소통이 어려운 경우, 또는 산모의 진통을 지지하고 도와줄 수 있는 환경이 준비되지 않은 경우.

❸ 산모의 건강 상태가 진통을 감당하기 어렵다고 판단될 때: 임신중독증이 심하고 경련이 있는 경우, 감염성 질환, 폐렴 등을 앓고 있거나 건강이 빠르게 악화될 가능성이 있는 경우.

❹ 37주 이전에 조산하거나 진통을 하게 되어 아기가 태아 가사(자궁 안에서 만성 저산소증으로 인하여 심박동의 지속적인 저하가 나타나는 것)로 출산 후 신생아 중환자실에서 오랫동안 치료받을 확률이 높은 경우.

❺ 기타: 진통을 시작하는 것이 아기와 엄마의 안전에 영향을 미칠 수 있다고 판단되는 경우.

위의 상황들은 대부분 산전 관리를 통해 판별할 수 있다. 건강한 산전 관리 기간을 보낸 산모는 35주 이후 태아의 위치나 발육 등을 객관적으로 판단하기 위하여 초음파 검사를 한다. 이때부터 1~2주 간격으로 진찰과 상담을 통하여 다른 합병증이 발생할 위험 요인이 있는지 사전에 예측하고 대비하여 제왕절개 등 적절한 출산 방법을 선택한다.

어떤 경우에 자연주의 출산을 시도하다 수술하게 되는가?

—응급 제왕절개

산전 관리에서 아무 문제가 없어 진통을 시작했다가 변수가 발생해 수술로 이어지는 것은 응급 제왕절개에 해당한다. 응급 제왕절개는 대체로 예측하기가 어려우며, 다음과 같은 상황에 주로 실시한다.

❶ 아두골반 불균형: 아기 머리와 엄마 골반의 크기나 모양 등이 서로 균형이 맞지 않는 경우

❷ 진행 장애: 자궁이 안 열린다든가, 아기가 골반으로 내려가지 않는다든가, 진행이 다 되었는데 아기가 마지막에 빠져나오지 못하는 경우.

❸ 태아 가사 가능성이 있다고 염려될 때: 진통이 너무 길어지거나 태아가 태변을 보았거나 심박동 저하를 동반하거나 산모의 탈수 등으로 더 진행하면 아기가 힘들어질 수 있다고 판단되는 경우.

❹ 태아가 둔위일 때 양막이 열리면서 탯줄이 빠져나온 경우.

자연주의 출산,
더 일찍 알았더라면

봄이네 | 이현주

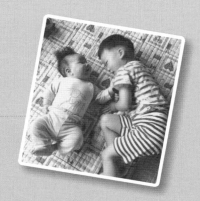

사랑이라는 이름으로 만나
가족이라는 이름으로 하나 된 우리.
언제까지나 이렇게 서로를 지지해 주는
나무로 서길, 마음속으로 빌어봅니다.

귀 기울여주는 의료진을 만나다

나는 사연 많은 엄마였다. 첫째를 자연 유산하고, 두 번째 임신에서 얻은 아이는 미숙아로 태어나 선천성 대사 이상이라는 진단을 받은 지 두 달 만에 세상을 떠났다. 세 번째 임신에서는 자궁 경부가 약하다는 이유로 아이 낳기 전 석 달을 꼬박 침대에 누워 보내야만 했다. 이런 이력 때문에 나는 어느 병원에서나 '고위험 산모'였다.

하지만 그간의 우여곡절을 겪으며 나 스스로 내 몸과 내 안의 생명을 믿지 못해 더 힘든 임신 기간을 보냈던 게 아닌가 하는 깨달음이 조금씩 생겼다. 그러고 나니 네 번째 임신에서 나를 지지해 줄 병원만 만난다면 이전과는 다른 행복한 임신 기간을 보내고 평화롭게 아기를 맞을 수 있을 것 같다는 생각이 들었다.

자연출산센터에서 처음 진료를 받는 날, 원장님께 조심스럽게 내 지난 경험을 얘기했다. 원장님은 내 이야기 한 마디 한 마디에 귀를 기울이고 나의 지난 경험을 존중해 주셨다. 이전의 많은 병원에서는 내가 사람으로 대해지기보다는 여러 가지 검사 결과에 나온 수치로 대해지는 것 같은 기분이 많이 들었다. "무슨 수치가 높고, 무슨 위험이 있고……" 늘 이런 식이었다. 그런데 이곳에서는 나를 고위험군 산모가 아니라 사람으로 대해주는 듯한 인상을 받았다.

큰아이와 함께하는 출산

첫 만남에서 나는 원장님이 과연 내가 원하는 바를 어디까지 이해하고 받아줄 수 있을까 경계심을 가진 채 이렇게 말했다.

"원장님, 저는 제 몸과 아기의 생명력을 믿고 임신 기간을 보낸 후 출산을 하고 싶어요. 저는 의식이 몸과 현실을 이끌어갈 거라고 믿고 있습니다."

그러자 원장님이 말했다.

"네, 맞아요. 하지만 때로는 현상이 의식을 결정해 주기도 하지요."

그때는 원장님의 말뜻을 온전히 이해하지 못했는데 지금 생각해 보니 "행복한 임신 기간을 보내고 온전한 출산을 경험하면 이전의 많은 상처를 치유받을 수 있다"는 뜻이었던 것 같다.

지금의 큰아이를 낳을 때 담당 원장님이 자궁 경부 무력증을 의심해 볼 수 있으니 다음 아이를 낳을 때에는 꼭 관련 시술에 대해 상의해 보라고 했기에 그것도 말씀드렸다. 그러자 원장님은 이렇게 말했다.

"그 시술은 임신 18주 전 진통 없이 자궁 경부가 스르르 열려 유산한 경우에 하는 것인데, 35주까지 무사히 넘겼기 때문에 해당되지 않습니다. 마음을 편히 갖고, 영양과 기본적인 산전 관리에 좀 더 신경을 쓰면 될 것 같습니다."

여러 의학적인 의문이 해소되자 내 몸에 자신을 갖고 임신 기간을 평안히 보낼 수 있게 되었다.

나는 될 수 있으면 산전 검사를 받지 않고 싶었고, 기형아 검사도 하지 않기를 원했다. 두 번째 임신으로 낳은 아기의 병명은 대사 이상 질환 중 하나인 '타이로신 혈증'이었다. 이 진단을 받고는 제발 살아만 달라고 간절히 바랐다. 이런 간절한 체험이 있어서인지 어떤 생명이라도 살아서 태어나 내 곁에 있어만 준다면 무엇이라도 기꺼이 감당할 준비가 되어 있었다. 원장님에게 그 경험을 말하며 기형아 검사를 받지 않겠다고 하니 원장님이 말했다.

"어머니의 태도와 의견을 존중합니다. 다만 산전 검사의 목적은 문제를 찾는 데 있다기보다는 엄마와 아기 모두 출산을 건강하게 잘할 수 있는지 확인하기 위함이라는 것을 아시기 바랍니다. 다운증후군 기형아 검사는 부모가 충분히 그 내용을 알고 있다면 결정권을 가질 수 있습니다."

나의 까다로운 요구는 여기서 그치지 않았다. 철분제 복용 대신 일반 식이요법으로 철분 보충을 하고 싶다고 하니, 원장님은 임신 후기에 다시 한 번 빈혈 검사를 하니까 그때까지 우선 원하는 대로 하라며 기꺼이 내 의견을 받아들여 주셨다. 그러면서 철분이 충분히 함유된 자연 식품에 대한 정보를 주셨다. 이런 원장님의 산전 관리와 상담 태도는 내가 자연스러운 출산을 준비할 수 있는 강력한 지지 기반이 되었다.

그렇게 나는 행복한 임신 기간을 보낼 수 있었다. 내가 가장 부러워했던 임신부는 건강하게 임신 기간을 보내고 예정일이 지났는데도 소식이 없다고 이야기하는 분들이었다. 봄이(태명)를 만날 준비를 하면서 나도 다른 엄마들처럼 예정일이 지나서 아기를 낳아봤으면 하는 기대를 해보았다. 그런데 이번에는 37주가 무사히 지났고, 이제는 아무 때나 아기를 낳아도 되는 임신 말기다. 37주가 되었을 때 얼마나 기뻤던지 날아갈 것만 같았다.

37주가 되던 날부터 꾸준히 뱃속 아기를 맞을 준비를 했다. 천기저귀며 큰아이 때 썼던 속싸개와 겉싸개 등 신생아 용품을 빨고 널고 개면서 감사한 마음으로 봄이를 만날 준비를 했다. 출산 자체에 대한 두려움은 없었다. 진통을 온전히 겪는다는 것이 오히려 설레기까지 했다. 또 한 가지 기대는 큰아이와 함께하는 출산이라는 거였다. 동생을 맞는 일이 위의 아이에게 얼마나 큰 일인지 알고 있기에, 동생이 태어나는 자연스러운 모습을 보면서 큰아이가 새 가족을 좀 더 열린 마음으로 받아주기를 바랐다.

엄마! 봄이 나온다!

임신 39주가 되던 3월 2일, 진료가 있었다. 남편을 출근시키고 아이와 밥을 먹고 나니 오후 2시가 되어갔다. 갑자기 '울컥' 뜨거운 물이 밑으로 쏟아졌다. 양수였다.

오후 4시에 병원에 도착해서 태동 검사를 하고는, 출산할 방에 짐을 풀고 세 식구가 저녁을 먹으러 나갔다. 자연출산센터에서 가까운 교대에서 산책까지 마치고 8시쯤 되어 출산센터로 돌아왔다. 아이는 아빠와 함께 역할 놀이를 하다가 잠이 들었다.

나는 그 모습을 지켜보면서 방 안을 열심히 걸었다. 잠깐이라도 누우면 약한 수축마저 사라지기에 쉬지 않고 방 안을 서성였다. 중간에 내진을 한 번 했는데 자궁이 약 1센티미터 정도 열린, 거의 진행이 안 된 상태였다.

새벽 1시, 점점 수축이 강해지는 게 느껴졌다. 진통이 오는 듯하면 멈춰 서서 "우~" 하며 낮은 톤으로 호흡을 하고, 수축이 사라지면 방을 걸었다. 사실 그때까지만 해도 제대로 된 진통이라고 할 수 없었다. 그것보다 더 아파야 한다는 걸 이미 알고 있어서, 남편에게 "이것보다 더 아프게 더 자주 와야 하는데……"라고 말했다. 이렇게 어느 정도 상황을 예상하고 있었음에도 순간순간 두려움이 밀려왔다. 한 번도 끝까지 내 힘으로 견뎌내 본 적이 없는 진통, 처음 겪는 것이나 다름없는 진통을 내가 견딜 수 있을까 하는……

진통은 조금씩 더 강해졌다. 머리부터 발끝까지 전신을 울리는 수축감이었다.

'아! 바로 이런 것이구나……'

진통이 강해지자 정신이 아찔해졌다. 그런데 신기하게도 어느 순간이 지나면 또 정신이 또렷해졌다. 조산사님이 침대에 편안히 걸터앉아 보라고 하셨다. 조산사님은 진통이 와 숨이 가빠지면 그때를 놓치지 않고 등을 쓰다듬어 주셨다.

"후우~ 하세요. 숨을 끝까지 들이쉬고 후우~ 하세요."

그 호흡을 따라하니 진통이 견딜 만해졌다. 일반 병원에서 큰아이를 낳으며 무통 주사를 맞기 전에 경험했던 진통은 견딜 수 없는 강도였다. 그런데 참 이상했다. 무통 주사도 맞지 않고, 첫아이 때보다 더 강한 진통으로 가고 있는데도 내가 그 진통을 견뎌내고 있었다. 물론 전문적인 의료진의 격려가 큰 도움이 되었지만, 나도 충분히 의지를 갖고 견뎌내고 있었다.

자궁 경부가 10센티미터 다 열리자, 조산사님이 "이제 진통이 오면 아래로 힘을 줘보세요!"라고 하신다. 이제 한 고비는 넘었고 아기가 산도를 통해서 나오기만 하면 된단다. 몇 차례 진통에서 아래 방향으로 힘을 줘보았는데 생각만큼 아기 머리가 빨리 보이지 않았다. 조산사님이 "자, 이제 다음 진통이 오면 다시 한 번 힘을 줘보세요!"라고 몇 번을 말한 것 같다. 지금 생각해 보면 길지 않은 시간인데 당시에는 아주 길게 느껴졌다. 몇 번 그 과정이 반복되자 갑자기 자신이 없어졌다.

'내 힘으로 아기를 밀어낼 수 있을까? 아기가 나오기 전에 힘이 빠져버리는

건 아닐까?'

그 마음을 읽기라도 한 걸까, 원장님이 차분하고 단호하게 말씀하셨다.

"할 수 있어요! 다시 한 번 힘내보세요!"

출산은 정신적인 면이 중요하다고 하더니 과연 그랬다. 원장님의 이야기가 내 마음에 파고들며 '그래! 이번엔 할 수 있다'는 확신이 들었다. 남편의 손을 꼭 잡고 다른 한 손으로 베개를 꼭 쥔 채 다시 한 번 힘을 줘보았다. 그때 남편의 들뜬 목소리가 들렸다.

"다 됐어! 잘하고 있어! 아기 나온다. 아기 머리가 나온다."

잇따라 큰아이의 목소리가 들렸다.

"저기 까만 바위 같은데 봄이 머리야? 엄마! 봄이 나온다!"

그렇게 조금 지나니 뜨겁고 부드러운 것이 울컥 하고 밀려나왔다.

"엄마! 아기 받으세요!"

원장님 목소리였다.

얼떨결에 손을 다리 사이에 갖다 대니 역시 따뜻하고 부드러운 것이 손에 잡혔다. 봄이였다. 봄이의 머리였다.

"양막에 싸여 있네. 수중 출산이나 다름없네요. 잘하셨어요."

"얘가 여기가 밖인지 안인지 구분을 못하네요. 아가, 여기 밖이야. 밖에 나왔어."

원장님, 조산사님, 간호사님의 목소리가 들리고, 이어 웃음소리가 들려왔다. 봄이는 어느덧 내 품 안에 올려져 있다. 양막에 싸여 나와서 그런지 울지도 않는다.

"아기, 건강해요. 힘도 엄청 세다."

한참 지난 후에 큰아이가 아빠의 도움을 받아 제 동생의 탯줄을 잘랐다. 얼마 지나지 않아 태반도 나왔다. 봄이가 태어나는 순간 같이 있던 모두가 기쁨에 동참하고 행복해했다. 나는 온전한 정신으로 그 순간을 함께했다. 새 생명 탄생의 순간을 진정한 축제로 만들어준 자연출산센터 모든 분들께 감사의 마음을 전한다.

자연주의 출산, 온전한 연단의 시간

네 번의 임신과 두 번의 출산을 겪으며 나는 나름대로 엄마가 되기 위한 공부를 많이 했다. 인상 깊게 본 책 중 하나인 《여자들이 의사에게 어떻게 속고 있나》에서 로버트 멘델존 박사는 이렇게 말한다.

"산부인과 의사들은 약물이 산모를 조용하게 만들어주고, 무한대로 개입이 가능하게 해주고, 의사에게 가장 편리한 시간에 아기를 분만할 수 있도록 도와준다는 사실을 잘 알고 있다. 많은 의사들이 '이 약물은 아기한테까지는 영향을 주지 않습니다'라는 거짓말로 엄마를 안심시키지만, 의사들은 산모에게 투여하는 거의 모든 약들이 태반을 통과해서 태아에게 영향을 미친다는 사실을 잘 알고 있다."

이 책을 읽으며, 34주 5일 만에 미숙아로 세상에 나와 일찍 세상을 떠났던 아이에게 무통 주사가 들어간 사실이 너무 마음이 아팠다. 그 아이를 낳기 위해 병원에 도착한 지 여섯 시간이 지나자 의료진은 나에게 무통 주사를 권유했었다. 나는 의료진에게 무통 주사를 맞으면 어떤 것이 좋고 어떤 것이 나쁜가를 물었다. 내 기억으로는 "할 만해요. 많이들 하고, 크게 나쁜 것은 없어요" 같은 애매한 대답뿐이었다.

길어지는 진통과 정확하지 못한 정보는 내 판단력을 흐리게 했고, 밤 12시에 결국 무통 분만을 결정했다. 그 후로 찾아온 무감각…… 지금 생각해 보면 무통 주사를 맞아서인지 진통은 더 느려졌고, 새벽 6시가 되자 의료진은 더 이상 아기를 기다릴 수 없다며 양막을 손으로 찢어서 터트리고 유도 분만을 했다.

그렇게 출산이 이루어졌고, 그렇게 태어난 아기는 한동안 반응이 무뎠다. 그리고 길지 않은 시간을 나와 함께 보내고, 두 달 만에 세상과 이별해야 했다. 안타깝게도 지금의 큰아이를 낳을 때도 일반 병원에서 무통 주사를 맞았다.

하지만 봄이를 만날 때는 지식도 있었고, 나의 신념과 내가 생각하는 출산을 지켜줄 병원도 있었다. 이제라도 자연주의 출산 운동이 잘 자리 잡아서 이 땅의 엄마들이 좀 더 나은 정보를 제공받고 자신이 원하는 출산을 할 수 있기를 바라본다.

사실 출산보다 더 힘든 게 육아이고 엄마로서의 삶이다. 힘든 육아와 삶을 감당할 수 있도록 신은 산통産痛이라는 고통의 시간을 예비했는지 모른다. 이 힘든 고비를 겪으며 더 강하고 성숙해진 엄마는 이후의 여러 가지 어려운 삶의 고비들을 지혜롭게 이겨낼 수 있게 된다. 좀 더 많은 엄마들이 이 귀한 생의 순간을 약물과 과학의 힘에만 의지하기보다 온전한 삶의 연단으로 받아들이기를 바라본다. 그리고 자연주의 출산의 소중한 불씨가 오랫동안 간직되어 더 많은 엄마들이 평화로운 출산을 하기를 꿈꿔 본다.

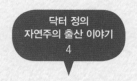
자연주의 산전 검사는 이런 원칙으로

임신은 기쁜 소식이다. 아기가 생긴 것을 확인하고, 병원에 가서 초음파 사진을 받아보았을 때의 감격과 기쁨은 경험해 본 부모만이 알 수 있다. 그런데 기쁨과 설렘은 잠시뿐, 봄이 엄마가 경험한 것처럼 병원 스케줄에 따라 준비된 일련의 검사를 받는 과정은 때로 불쾌한 감정이나 불필요한 걱정, 염려 등을 유발한다.

산전 검사의 목적은 임신부와 아기의 문제점, 그리고 진통과 출산시 닥칠지도 모르는 위험 요인들을 발견하고 제거하기 위함이다. 이러한 검사는 만의 하나 위험한 상황을 맞을 수도 있는 임신부와 아기를 위해 반드시 필요하다. 문제는 이 과정에 대부분의 건강한 산모에 대한 배려나 진통과 출산을 잘하기 위한 노력들이 빠져 있다는 것이다.

오늘날 대부분의 병원에서 산전 관리 기간에 많은 검사들을 실시한다. 하지만 정작 중요한 준비—영양과 체력 관리, 부모가 되기 위한 준비, 모유 수유를 잘하기 위한 공부, 산후에 어떻게 아기를 맞이할지에 대한 준비 등—를 도와주는 프로그램은 거의 없는 실정이다.

실제로 많은 임신부가 진통과 출산에 대해 정확하게 인지하지 못한 상태에서 그 힘든 과정에 임한다. 체력이 따라주지 않거나 아기가 산모의 몸에 비해 너무 큰 경우 등은, 흔히들 알고 있는 것과 달리 관리만 잘해주면 얼마든지 자연주의 출산이 가능한데, 제대로 알고 있지 못하다 보니 선택이나 결정의 과정 없이 바로 수술대 위에 오른다. 또한 임신과 진통, 출산에 이르는 동안 남편이 해야 할 일이 아주 많은데(페니 심킨,《자연스러운 탄생을 위한 출산 동반자 가이드》참조), 대부분의 남편들은 산전 관리 기간에 자신이 할 일이 거의 없다고 믿는다.

대부분의 산모가 병원과 의사를 정하고 나면 이후의 모든 과정은 순조로울 것이라고 생각한다. 그러나 준비 없이 병원을 찾아가 각종 검사를 받다 보면 그것이 얼마나 큰 착각이었는지 깨닫게 된다. 왜냐하면 병원과 의사는, 문제가 없는 건강한 산모라는 사실을 확인시키기 위해 문제가 있는지를 찾아내는 일부터 하기 때문이다.

물론 이러한 검사들은 질병의 예방과 치료, 건강과 안전이라는 유의미한 목적을 지닌다. 문제는 그 과정에서 산모가 생명을 잉태한 소중한 존재로 대우받기보다는, 수많은 수치와 검사의 대상이 되어버린다는 데 있다. 새로운 위험 요소에 대해서 들을 때마다 산모의 염려와 불안감은 커지고, 결과가 좋지 않은 경우 산모는 큰 스트레스와 긴장 속에서 남은 임신 기간을 보내야 한다.

따라서 임신의 기쁨이 충만한 산모에게 산전 검사를 시행할 때에는 의료진의 배려와 정확한 설명이 절대적으로 중요하다는 걸 모두가 인식해야 한다. 의료진은 문제만을 찾고 그 문제를 해결하려고만 하기보다는, 노력으로 바꿀 수 있는 부분이 있다면 산모에게 알려주고 최대한 바꿀 수 있도록 도와주어야 한다. 또 산모는 병원을 찾기에 앞서 어떤 산전 절차들이 있는지, 어떤 검사를 하는지 충분히 알아두는 것이 좋다. '어떤 병원을 갈 것인가'보다는 '어떤 의사를 만날 것인가'를 기준으로 삼는다면, 진료실 문을 두드릴 때의 긴장감과 걱정은 한결 덜어질 것이다.

산전 검사에 임하는 바른 태도

자연주의 출산을 준비하는 엄마들은 산전 관리를 받을 때 다음과 같은 원칙을 참조하는 것이 좋다. 검사에서 좋지 않은 결과가 나온 경우 최종적인 판단을 하고 문제를 해결해야 할 주체는 바로 엄마와 아빠이기 때문이다.

첫째, 산전 검사를 받기 전 산전 검사의 종류, 목적, 방법 등에 대해 올바로 이해하여야 한다.

둘째, 병원마다 또는 의료진마다 출산 방법과 추구하는 철학이 다를 수 있다는 것을 알고 의료진과 대화하는 것이 좋다. 의료진은 임신부와 아기의 건강한 결과를 위해서 배우고 경험한 대로 믿고 행동하지만, 모든 의료진이 같은 경험을 하고 같은 진료를 하지는 않는다. 대부분의 의료진이 병원 분만 외에는 경험이 없고, 의료진 자신이나 가족들 또한 자연주의 출산을 할 기회가 없었기 때문에 자연주의 출산을 하려는 산모들의 마음을 이해하기 어렵다. 따라서 자연주의 출산을 하려면 의료진에게 자연주의 출산 관련 경험이 있는지 물은 뒤 상담하는 것이 좋다. 대부분의 의료진은 여성이 출산하는 동안 의료 개입을 하지 않고 온전히 기다리고 지켜본 경험이 거의 없다.

셋째, 양질의 검사를 받으려면 반드시 큰 병원을 가야 한다고 생각하는 산모가 종종 있다. 그러나 우리나라에서 출산을 담당하는 의사는 모두 전문의 수준이니 굳이 그런 생각을 고집할 필요는 없다. 물론 합병증이나 여타 문제가 있다면 종합 병원을 이용하는 것이 편리할 것이다. 그러나 그런 것이 아니라면, 출산에 있어 중요한 것은 병원의 크기나 시설보다 의료진의 풍부한 경험과 전문성, 소통에 대한 책임감임을 기억하자.

넷째, 산전 검사는 가능하면 출산을 계획하는 병원에서 받는 것이 좋다. 출산은 산모가 하는 것이지만 만일의 상황에 이를 지켜주는 것은 의료진이다. 자주, 오래 만날수록 의료진과 산모 사이에 좋은 관계가 형성되고, 산모와 아기의 건강 상태를 올바로 파악할 수 있는 기회가 늘어난다. 따라서 병원을 정하고 방문하기 전, 더 나아가서는 임신을 하기 전에 어떤 병원에서 산전 검사를 하고 출산할 것인지 충분히 알아보는 것이 좋다.

다섯째, 자연주의 출산을 위해서는 스스로의 노력은 물론이요 남편과 가족의 도움이 절대적으로 필요하다. 산전 관리도 혼자서 받으러 다니기보다는 남편과 매번 같이 다니는 것이 좋다. 임신 초기부터 출산에 이르기까지 모든 과정을 부부가 함께하고 상의한다면 '행복한 가정'이라는 집짓기에 매우 든든한 주춧돌이 마련되는 셈이다.

임신을 하면 주변 사람의 이야기와 인터넷에 올라온 이야기들을 다 알고 싶고, 믿고 싶고, 판단하고 싶어진다. 출산과 모유 수유, 육아를 할 때도 마찬가지다. 그러나 과한 정보는 문제를 가리거나 반대로 더 확대시킬 수 있다. 모든 문제를 해결하고 모든 걸 알아야 아기를 잘 낳는 것은 아니다. 건강한 출산, 자연스러운 탄생은 지식이 아니라 인내와 노력과 실천으로 가능하다. 이런 의미에서 임신과 출산, 육아를 하는 동안 아내에게 가장 큰 도움을 줄 수 있는 이는 다른 어떤 사람이나 매체가 아닌 바로 남편이다.

출산은 산모와 아기뿐 아니라 가족 모두에게 주어진 큰 축복이며, 생명과 가족의 의미를 돌아보게 하는 소중한 기회이기도 하다. 가족이 충분히 대화를 하고 의료진과 서로 소통하면서 산전 검사라는 관문을 지혜롭게 통과한다면, 누구나 행복하고 건강하게 임신 기간을 보내고 평화로운 출산의 순간을 맞이할 수 있을 것이다.

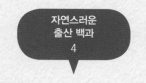

산전 검사란 무엇인가?

산전 검사란?

산전 검사란 임신 초기부터 출산 때까지 받는 표준화된 의학적 건강 관리 프로그램을 말한다. 일반적인 산전 검사의 목적은 ① 임신한 엄마의 건강 상태 확인, ② 태아의 정상적인 발생 확인, ③ 태아의 정상적인 발육 확인, ④ 출산의 위험 요인 파악, ⑤ 산모의 합병증의 조기 발견이다. 이러한 목적에 따라 시기별로 각종 검사가 반복 배치되어 있다. 오늘날에는 산모와 아기에게 있을 수 있는 육체적인 질병의 수가 늘어난 만큼 산전 검사 관리 프로그램의 종류도 매우 다양하다.

어디서 산전 검사를 하는 것이 좋은가?

산전 검사는 의원, 병원, 종합 병원이나 조산원에서 받을 수 있다. 건강에 관련된 진찰이나 혈액 검사 등은 산부인과가 아닌 다른 병원에서도 가능하지만, 고위험군에 속한 산모(임신중독증, 임신중 당뇨, 저체중아 산모, 자궁 기형, 조기 진통, 쌍태아 임신, 조산 등)라면 전반적인 관리 및 출산을 위해 산부인과 의사의 진료를 받아야 한다. 최근 임신 초기 산모를 위한 건강 평가 패키지 검사를 무료로 진행하는 보건소가 많아졌다. 비용을 절감하는 차원에서 이것도 좋은 선택일 수 있지만, 결과에 대한 상담은 출산할 곳의 주치의와 하는 것이 좋다.

검사 결과를 어떻게 해석하는가?

검사를 하는 것만큼이나 중요한 것이 결과를 어떻게 해석하고 얼마나 책임 있게 평가하는가이다. 검사란 수치일 뿐 산모와 아기의 상태를 직접 반영하는 것은 아니기 때문이다. 예를 들어 같은 빈혈 수치라도 탈수 상태, 철분제 복용 여부, 출혈 빈도, 향후 출혈이 예상되는 정도 등에 따라 그 해석과 처치가 달라질 수 있다. 따라서 검사와 그 해석은 전문 의료인에게 맡기는 것이 바람직하다. 가능하면 출산을 할 의료진에게 모든 것을 믿고 맡기는 것이 좋다. 경험상 임신 초기부터 나를 주치의로 생각하고 신뢰를 바탕으로 계속 교류해 온 산모에게 더 많은 노력을 기울이게 된다. 의료진과의 좋은 관계는 행복하고 건강한 출산에 큰 영향을 줄 수 있다.

어떤 검사를 하나?

기본 검사에는 건강에 문제는 없는지, 특별히 불편한 곳은 없는지 등에 관해 산모와 대화를 나누는 문진, 혈압과 맥박과 체온 등을 재는 활력 징후 측정, 임신 후반부로 가면서 복부의 크기와 부종 등을 재는 신체 측정이 있다. 이들 검사는 크게 부담되는 항목이 아니라는 이유로 일반적으로 중시하지 않는 경향이 있으나 건강을 평가하는 매우 중요한 기준이다. 또한 산모와 의료진이 직접 대면하는 상담은 그 어떤 검사보다 중요하다. 의료진이 산모에게 자신과 아기를 돕는 사람이라는 점을 인식시키려면 상당한 노력이 필요하다.

소변 검사와 혈액 검사, 초음파 검사를 통해서는 빈혈, 임신중독증 여부와 신진대사 기능, 즉 간 기능, 신장 기능, 혈당 조절 능력, 갑상선 기능 등을 알 수 있다. 또한 산모와 아기에게 영향을 줄 수 있는 각종 감염성 질환의 예방 상태에 대해 알 수 있고 면역 상태도 확인할 수 있다.

임신 초기에 하는 검사 중에서 미리 충분한 정보를 알고 임할 필요가 있는 대표적인 것이 태아의 염색체 이상을 진단하는 태아 염색체 이상 선별 검사이다. 앞에서 말했듯이, 상담 전 산모의 나이와 초음파 소견 및 혈액 검사로 이상이 있을 확률을 통계적으로 구별해 주는 고위험군 선별 검사가 어떤 엄마와 아기에게는 육체적·정신적으로 더 많은 스트레스가 될 수도 있다. 상상하기 싫은 가정이겠지만, 만일 우리 아기에게 어찌할 수 없는 문제가 발생한다면 어떻게 할지 한번 가족 간에 상의하는 시간을 가져보길 바란다. 그 과정이 진통과 출산, 그리고 육아시에 생기는 여러 가지 문제에 슬기롭게 대처하게 해줄 기본 훈련이 될 수 있다.

산전 검사 기간중 엄마 아빠가 준비할 것들

- 올바른 산전 교육
- 나만의 출산 계획서 작성
- 출산 계획서에 맞춘 출산 환경 점검(누구와 진통할 것인가? 진통할 때 자유롭게 움직일 수 있는가? 엄마와 아기는 떨어지지 않는가? 모유 수유는 어떻게 할 것인가?)

변수에 관한 대안

산전 검사 결과가 모두 정상이라도 출산 과정에서 많은 변수들이 생길 수 있다. 응급 상황이 발생할 경우 병원과 의료진이 즉각적인 대책을 세울 수 있는지 사전에 정확히 알아보아야 한다.

Part 2

진통과 출산

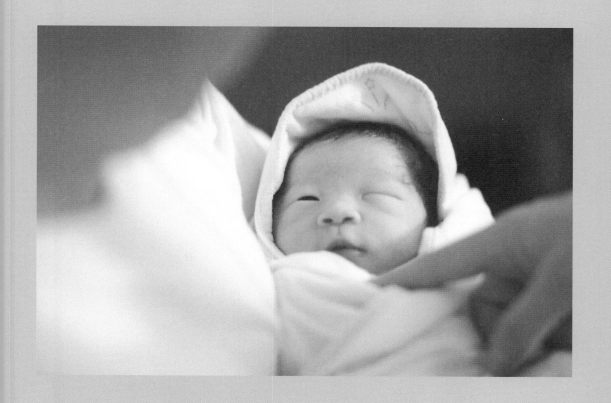

같은 몸으로
이렇게 다른 출산을
경험하다니!

동이네 | 주철은

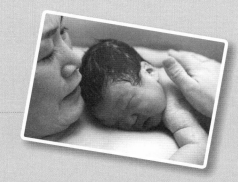

이 세상에서의 첫 시간, 아기가 내 품에 안겨 익숙한 심장 소리를 듣습니다.

아무도 가르쳐주지 않았지만 힘차게 젖을 빱니다. 이 순간의 벅찬 감동이

이후의 삶을 지탱하게 하는 힘이 되어주겠지요.

다시 찾아오는 두려움

첫째를 낳은 지 만 3년이라는 세월이 흐르고 둘째의 출산이 임박했다. 첫 출산의 기억은 시간이 흐를수록 두려움으로 되살아났다. 진통과 출산 과정에서 사전 예고 없이 일방적으로 진행하던 의료 조치들을 겪고 난 뒤 마주한 기나긴 고통의 시간…… 그때를 생각하니 몸서리가 쳐졌다.

그때 마침 지인을 통해 자연주의 출산을 알게 되었다. 이는 의료 개입 여부를 필요할 때 내 스스로 선택할 수 있는 출산법이었다. 우리 부부는 중대한 결단을 내렸다.

"그래, 자연주의 출산이다."

결정을 실행에 옮기는 데는 엄청난 용기가 필요했다. 그러나 망설일 이유는 없었다. 그만큼 우리는 절실했다. 조금이라도 덜 고통스럽고 싶었다. 내가 스스로 선택한 출산이라면 덜 아프게 느껴질 것 같았다. '자연스럽고 행복한 출산'이라는 한 마디는 출산을 채 한 달도 남기지 않은 때였지만 병원을 옮길 만한 충분한 이유가 되었다.

그렇다고 두려움이 완전히 가신 것은 아니었다. 도대체 자연주의 출산이라는 게 뭔지 잘 알 수가 없었다. 그러다 자연출산센터에서 권해주는 책도 읽고 교육도 받으면서 자연주의 출산에 대해 조금씩 알게 되었고, 막연하게나마 나도 할 수 있겠다는 자신감이 생겼다.

축제가 된 두 번째 출산

둘째를 임신한 지 40주하고도 2일째 되는 날, 수축이 시작되었다. 아침이 되어 수축 간격이 일정해지고 짧아지자 남편과 함께 병원으로 향했다. 그런데 병원에 도착하자 오히려 수축 간격이 길어졌다. 챙겨갔던 짐을 맡겨두고 일단 집으로 돌아왔다.

밤에 제대로 못 잔 잠을 잠깐 보충하다 진통이 와서 깼다. 진통은 낮 12시쯤 다시 시작되었다. 그런데 통증이 어느 정도일 때 병원에 가야 하는지 도통 가늠할 수가 없었다. 첫째 때는 병원에 가는 도중에 수축이 시작되었는데, 둘째는 양상이 달랐다.

조산사님과 문자로 진통 상황에 대해 주고받다가 오후 6시쯤 집을 나섰다. 설렁탕집에 들러 저녁을 먹고 병원에 도착하니 8시였다. 병원에 간 지 한 시간이 채 되지 않아 자궁이 4센티미터가 열렸다. 편한 옷으로 갈아입고 출산센터에서 조산사님, 남편, 나 이렇게 셋이서 오붓한 시간을 보냈다. 복도를 걷기도 하고 짐볼 위에서 살짝살짝 진동을 주기도 하면서 간간이 오는 진통을 맞이했다. 진통중에 사진 촬영도 하고 잼을 듬뿍 바른 토스트를 먹기도 했다. 남편과 웃으면서 농담도 하고, 조산사님의 삶의 여정에 대해 듣기도 했다.

밤이 지나면서 진통의 간격도 짧아지고 강도도 세졌다. 출산센터 직원들이 아로마 향초를 켜주었고, 바깥에서는 영화 〈여인의 향기〉 주제 음악이 흘러나오고 있었다. 진통은 힘들지만 마음은 어느 때보다 편안했다. 진통이 이렇게 평화로운 분위기에서 이루어진다는 게 신기하기까지 했다.

진통을 하면서 계속 머릿속으로 부르던 노래는 가스펠 송인 〈야곱의 축복〉. "너는 하나님의 사람, 아름다운 하나님의 사람~" 아예 가스펠 송이 담긴 CD를 찾아 듣기로 했다. 때마침 흘러나오는 〈약할 때 강함 되시네〉라는 곡은 큰 힘이 되었다.

진통중 긴 복식 호흡을 반복하다 보니 자꾸 입이 탔다. 신기하게도, 입이 탄다고 생각될 무렵이면 조산사님이 어김없이 물을 내미셨다. 매순간 나에게 뭐가 필요한지 알고 계시는 듯했다. 마음이 편해졌다. 밤새 진통을 하면서 깜빡깜빡 잠이 들었다. 진통을 하다가 졸고 또 진통을 하고…… 그러는 사이 아침이 왔다.

아침 8시, 아직도 8센티미터란다. 결국은 욕조에 물을 받았다. 이완을 시키기 위해서였다. 따뜻한 물에 남편과 함께 들어갔다. 몸이 노곤해졌다. 그래도 진통은 줄어들지 않고 계속되었다. 한참 뒤 원장님이 방으로 들어오셨다. 원장님이 오시기를 기다리기라도 한 걸까. 그때 '툭' 하고 양막이 열리더니 양수가 흘렀다. 출산이 급속히 진행되었다.

이제는 진통이 올 때마다 힘을 주라고 하셨다. 변의가 느껴졌다. 아기였다. 여러 차례 진통과 힘주기가 이어지고, 드디어 아기의 머리가 만져졌다. 그러기를 몇 번쯤 반복했을까, 이번엔 힘을 빼란다. 하!하!하! 조산사님의 호흡 소리에 따라 짧은 호흡을 내뱉었다.

아기의 머리가 쑤욱 나오고 얼마 안 있어 아기 몸도 나왔다. 조산사님이 아기를 내 가슴에 안겨주셨다. 장장 22시간에 걸친 진통 끝의 출산, 둘째인데 첫째처럼 진행이 느려 모두를 당혹하게 한 출산이었다. 하지만 그때의 감격이란! 그때의 감사함이란!

"감사합니다, 감사합니다, 감사합니다."

입에서는 그저 감사하다는 말만 나왔다.

탯줄은 태맥이 완전히 멈춘 뒤 잘랐다. 욕조에서 나와 2차 출산이라고도 하는 태반이 나오길 기다렸다. 태반이 나오기까지의 진통도 꽤나 진했다. 한참 후에 슙~ 하고 태반이 튕기듯 나왔다. 어찌 그리 시원한 느낌이 들던지! 조금 뒤 고여 있던 피도 울컥울컥 빠져나왔다. 피곤함과 나른함이 밀려와 잠에 빠져들었다. 두 시간쯤 자고 일어나서 화장실에 갔다. 진통 내내 많은 물을 마셔서인지 소변 보는 것도 수월했다.

회음부도 조금 찢어졌다 한다. "OK!"

얼얼하지만 걸을 수는 있다. "이것도 OK!"

항문도 거의 원상태다. "이것도 Ooooook! Wow! Perfect!"

출산하고 두 시간밖에 안 지났는데 제대로 서서 걷고 '동그랑땡 의자'에 앉아 밥도 먹는다니 믿어지지가 않았다.

아기와 한 침대에 누워 자고 젖도 먹었다. 동이(태명)는 가르쳐주지 않았는데도 몇 번 낑낑거리더니 엄마 젖을 잘도 찾아서 문다. 이것도 신기하다. 어쩌면 같은 몸으로 이렇게 다른 출산 경험을 할 수 있을까? 남편도 나도 무척 흥분했다. 우리 둘 다 이 현실이 믿기지가 않았다. 남편과 내가 미리 써간, 아기에게 보내는 편지도 읽어주었다. 첫째 때는 상상도 못하던 일이었다. 모든 게 축복이고 감사다.

출산 뒤 4주가 지났다. 아직 밤낮이 없는 수유로 수면이 부족하고, 장시간의 진통으로 지쳤던 몸이 회복중인 것을 빼면 컨디션은 아주 양호하다. 젖몸살이

한 차례 지나가기는 했지만 견딜 만했다. 아직은 산후 도우미의 도움을 받고 있지만 차차 일상 생활로의 적응이 시작될 것이다.

지우고 싶은 첫 출산의 기억

나중에 알고 보니, 병원에서는 진행이 느리다 싶으면 거의 예외 없이 산모에게 '피토신'이라는 촉진제(자궁 수축제)를 투여한다고 한다. 나같이 진행이 느린 산모도 자궁 수축제만 투여하면 금세 분만이 가능하다는 이야기. 첫째 때는 자궁 수축제의 덕을 톡톡히 본 셈이다. 2박 3일 끌 일을 열한 시간 만에 끝냈으니. 그 덕분에 쉴 새 없이 밀려오는 진통에 나는 정신을 차릴 수 없었다. 여기까지 생각이 미치면 마음이 상한다. 무엇보다도 촉진제를 맞을지 안 맞을지 선택할 수 있다고 누구도 말해주지 않은 것이 화가 난다. 그 좁은 침대에서 이를 악물고 호흡했기 때문이다.

자궁 수축제에 이어지는 수순이 '격렬한 진통 → 산모의 호흡 곤란 → 태아의 저산소증 → 제왕절개'란다. 나도 그 수순을 따라갔지만 다행히도 수술은 피할 수 있었다.

병원에서 오라는 대로 아무 지식 없이 너무 일찍 입원한 것이 후회된다. 집에서 초기 진통의 대부분을 보냈더라면 촉진제도 맞지 않았을 것이고, 아기도 덜 힘들었을 것이다. 아기가 힘들게 태어나 집중 치료실에서 겪었을 공포를 생각하면 분하고 억울해서 자다가도 벌떡 일어날 정도다. 첫째에게 미안하고 또 미안하다. 엄마의 무지로 인해 하지 않아도 될 경험을 한 것 같아서.

그때 회음부도 4센티미터 이상 절개했다. 지금도 몸이 힘들다 싶으면 가끔씩 그곳이 쑥쑥 아려온다. 제대로 열리지도 않고 나올 준비도 되지 않았는데 억지로 꺼내려고 했으니 그럴 수밖에. 때가 되어 조금씩 내려와서 저절로 나올 때까지 분만대로 옮기지 않고 기다렸더라면 그 예민한 곳을 그렇게 많이 절개하지 않아도 되었을 것을.

힘주기를 잘 못해 꽃봉오리처럼 봉긋 튀어나왔던 항문은 어떤가? 통증의 공포 때문에 변의에도 변을 못 봐 관장도 여러 번 해야 했다. 젖몸살은 또 어떤가? 이것도 이번에 안 사실인데, 태어나 바로 젖을 물리지 않으면 젖몸살이 더 심하게 온다고 한다. 첫째 때는 출산 뒤 이틀이 지나서야 첫 수유를 했으니 쉽게 될 리 만무했다.

출산 후 지친 내 몸만 생각해서 산후조리원을 찾은 것도 아기에게는 낯설고 힘든 경험이었을 것 같다. 결국 아기와 엄마가 분리되어 지내는 병원 환경의 연장이었던 것이다. 엄마 없이 이 사람 저 사람 손에서 젖병만 열심히 빨고 잠만 잤을 첫아이를 생각하니 그 또한 미안하다.

둘째를 낳고 집에서 산후 도우미와 함께 산후조리를 하니, 출산 후 집에서 엄마와 함께 적응해 간다는 것이 아기에게 얼마나 편안한 일인지 알 것 같다. 유독 엄마 곁에만 붙어 있으려는 첫째를 보며 참 유난하다 싶었는데 출산과 관련된 그런 경험들이 일조한 것 같아 가슴이 싸하다. 지금 생각해 보면 많은 부분이 안타깝다. 어떻게 그렇게 모를 수가 있었을까? 어떻게 다 알아서 해줄 거라 믿고만 있었을까……

남편과 가끔 이런 이야기를 한다.

"자연주의 출산을 좀 더 일찍 알았으면 좋았을걸. 10년만 젊었으면 하나 더 낳을 텐데……"

많은 엄마들이 나와 같은 시행착오를 겪지 말고, 좀 더 공부하고 알아봐서 평화로운 출산을 하기를 기원해 본다. 뱃속에 아기를 두는 시간이 그렇게 긴 이유는 엄마 아빠에게 더 많은 얘기를 나누고 준비하게 하기 위함이 아닐까?

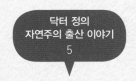

자연 분만과 자연주의 출산은 다르다

많은 사람들이 제왕절개 분만이 아니면 다 자연 분만이라고 알고 있다. 하지만 일반 병원에서의 자연 분만과 이 책에서 엄마들이 경험한 자연주의 출산은 다른 개념이다. 학문적으로는 좀 더 엄밀한 정의가 필요하겠지만, 이해를 돕기 위해 다음과 같이 '출산'과 '분만'의 의미를 구분해 볼 수 있다.

가장 큰 차이는 출산의 주체가 누구인가이다. 분만分娩은 영어로 'delivery'라고 한다. 기본적으로 산모의 몸에서 아기를 나눈다는, 즉 의사가 안전하게 산모의 몸에서 아기를 빼낸다는 의미가 강하다. 오늘날의 병원 출산 환경에서는 그 주체가 의사가 된다. 응급실에서 진통실을 거쳐 분만대로 이동했다가, 출산 후 아기는 신생아실로, 엄마는 회복실을 거쳐 입원실로 가는 시스템 안에서는 의사의 오더(명령)가 매우 중요하다.

자연주의 출산은 '출산'이라는 말에 더 큰 의미를 둔다. 출산出産은 영어로 'birth'이다. 병원이나 의료진이 아닌 산모와 남편이 주체가 되어 그들만의 출산 준비를 하고 이를 통하여 아기가 세상에 나온다는 의미이다. 한 마디로 출산은 "아기가 정한 시간에 아기가 정한 방법으로 나오게 도와주는 것"이며, 자연주의 출산은 "엄마의 출산 본능과 새 생명의 힘을 믿고, 때가 되어 나오기까지 충분히 지지하며 기다려주는 평화롭고 자연스러운 출산법"을 말한다. 엄마 스스로의 출산을 지지하며 기다려주는 의사와, 이를 돕는 조산사가 대기하는 상황을 설명하기 위하여 '자연주의'라는 말을 붙였다고 보면 된다. 자연주의라고 해서 '아무것도 하지 않는다'는 의미보다는, 의료진이 정한 시간에 분만대로 옮겨져 수술하듯 아기를 낳은 뒤 곧바로 신생아실로 보내는 환경 대신, 진통과 출산 그리고 산후 관리와 모유 수유가 한 방에서 이루어진다는 것, 필요할 경우 의료진이 산모와 아기가 있는 곳으로 다가간다는 의미를 함축하고 있다.

그렇다면 의료 개입은 무조건 부자연스러운 걸까? 그렇지 않다. 최대한 자연스러운 출산을 하려고 노력했지만 어쩔 수 없는 상황 혹은 의료적인 비상 상황이 발생해 약물을 사용하거나 주사를 맞을 수 있다. 급히 수술대에 오를 수도 있고, 촉진제를 맞고 유도 분만을 할 수도 있다. 중요한 것은 의료적 처치를 해야 한다면 출산 당사자인 산모와 그 가족에게 최소한의 결정권과 선택권이 주어져야 하며, 이를 결정하기 위해 현장에서 충분한 배려와 소통이 이루어져야 한다는 사실이다.

많은 사람들이 걱정하는 것과 달리 자연주의 출산에서 촌각을 다투는 응급 상황이 발생할 확률은 아주 적다. 그러나 진통과 출산 과정에 들어가면 많은 변수들이 생긴다는 점은 늘 염두에 두고 있어야 하며, 일반 병원 분만에 비해 자연주의 출산 환경이 의료진에게 한결 불편한 방식인 것 또한 사실이다. 기다림에 대한 새로운 훈련도 필요하다. 그러나 진통과 출산의 힘든 과정을 지지하고 기다리고 돕는 사람들과 필요할 경우 즉각 의료적인 대처를 할 수 있는 경험 많은 의료진이 함께하는 자연주의 출산이야말로, 산모와 아기에게 가장 건강한 환경이며, 가족들에게도 따뜻하고 만족스러운 출산 환경임은 부인할 수 없다.

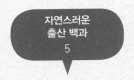
출산 동반자란 무엇인가?

　흔히들 조산사와 의사, 약물과 수혈, 그리고 마취와 수술 등의 의료적 기술만 있
으면 건강한 출산을 할 수 있다고 믿는다. 그러나 거기에는 매우 중요한 것이 빠져
있다. 바로 출산을 잘 이해하고 세심하게 배려할 수 있는 출산 동반자의 도움이다.
자연주의 출산의 필수 요소인 호흡과 이완을 지속적으로 유지하는 데 전문 출산 동
반자의 역할은 무척 중요하며, 이들의 역할이 커질수록 약물의 사용과 의료적 중재
는 줄어든다.

　남편이나 가족 그리고 조산조무사(둘라)는 비의료 출산 동반자이며, 조산사
Certified Midwife와 의사는 의료인인 동시에 출산 동반자로 볼 수 있다.

　조산사는 자연주의 출산에서 없어서는 안 될 존재이다. 유럽과 오세아니아, 일
본 등 제왕절개율도 낮고 임신부와 아기의 건강 지표가 최고를 보이고 있는 나라들
에서 자연주의 출산이 많은 것은 조산사의 힘이라고 해도 과언이 아니다. 산부인과
전문의 중심의 산전 관리 시스템과 의료 개입 상황 안에서 의사들은 탁월한 능력을
발휘하여 문제를 해결하지만, 문제가 없는 대부분의 임신부는 조산사와의 밀착을
통해 더 큰 만족도를 보인다.

　자연주의 출산에서는 조산사에 의한 출산을 자연스러운 과정으로 이해하며, 조
산사와 산모는 '지배적'이 아닌 '협력적' 관계를 형성한다. 조산사는 출산의 의사 결

정 과정에 산모가 능동적으로 참여하도록 하고, 산모 개개인의 고유성과 관심, 요구를 바탕으로 지지와 격려를 보낸다. 무통 시술, 회음부 절개, 촉진제 사용, 겸자 및 흡입 분만, 제왕절개 등의 의료적 개입을 최소화한다는 점에서 조산사와 함께하는 출산은 자연주의 출산의 철학과 일치한다고 할 수 있다. 또한 이들은 풍부한 경험을 바탕으로 산모의 문제와 진행 장애 등을 가장 먼저 찾아내 의사와 빠르게 협력할 수 있다.

의료인이 아니면서 자연주의 출산에 대한 교육을 받고, 아기와 산모를 도우며, 남편과 의사, 조산사와 함께 건강한 출산과 산후 관리를 돕는 새로운 직업군을 조산조무사(둘라)라고 부른다.

조산조무사(둘라)는 출산 전, 진통 과정, 그리고 출산 후 회복과 모유 수유에 이르기까지 산모와 배우자에게 지속적인 지지를 보내주고, 필요한 정보와 신체적 편안함을 제공해 준다. 우리나라에도 자연주의 출산 방식이 도입되면서 활동하는 조산조무사의 수가 점차 늘어나고 있다. 이들은 스스로의 힘으로 출산하려는 한국인과 외국인 여성들을 도우면서 건강하고 행복한 출산에 기여하고 있다.

진통이 자연스럽게 진행되려면 문제가 생기기 전 예방 차원에서 어떠한 의료적 조치를 취하는 것보다, 산모에게 필요한 것을 즉각 제공하는 밀착 간호hand on care가 훨씬 더 중요하다. 이 역할을 담당하는 전문 출산 동반자들이 갖추어야 할 자세는 다음과 같다.

- 출산은 남편, 가족, 조산조무사와 의료진 등 모든 출산 동반자가 맡은 바 역할을 잘 해낼 때 자연스럽게 이루어진다. 서로의 역할에 대해 충분히 알고 진통

에 임해야 한다.

- 진통과 출산 과정에서 임신부와 남편에게 정서적 지지를 보내는 것뿐 아니라 발생할 수 있는 여러 가능성에 대해 숙지하고 있어야 한다. 또한 진통과 출산 과정에 적용되는 의료 개입의 의학적 원리와 방법을 이해해야 한다. 즉 출산의 진행 과정과 의료 개입의 내용, 개입이 필요한 시기와 임신부의 선택을 도울 수 있는 의학적 지식 및 건강 관련 지식을 갖춰야 한다.
- 임신부에 대한 사랑과 연대감, 헌신과 책임감이 있어야 한다.
- 임신부와 남편 등 출산에 참여하는 가족의 얘기를 들어주고, 진행 과정에 관해 이야기할 수 있는 시간을 마련해야 한다.
- 진통, 출산 가운데 계속 임신부를 돕고자 하는 마음이 있어야 한다.
- 진통과 출산의 정서적 측면을 이해해야 한다. 즉 임신부의 정서적 필요와 감정의 변화를 파악해야 하고 취향과 버릇 등을 알아야 한다. 임신부를 위로하고, 걱정스럽거나 짜증나게 하는 것이 무엇인지 파악하려는 노력을 해야 한다.
- 예기치 못한 상황에 대한 융통성이 필요하다. 진통이 진행되다 보면 임신부는 수시로 입장을 바꿀 수 있다. 전에는 좋다고 했던 방법을 싫다고 할 수도 있다. 리드하고 설득하려고 하기보다, 무엇을 필요로 하는지를 파악하고 맞춰주는 융통성과 적응력이 필요하다.
- 다양한 임신부를 어떻게 도울 것인지에 관해 출산 동반자들은 별도의 시간을 마련하여 경험을 나누고, 부족한 부분을 개선해 나아가기 위해 지속적으로 노력해야 한다.

자동차 안에서
나온 아기

튼똘똘이네 | 김미현

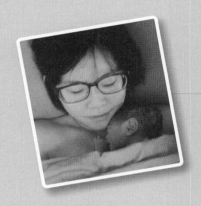

아기는 자신이 스스로 선택한 길을 따라 세상에 나옵니다.

우리는 알고 있습니다. 방법이 조금 다를 뿐

모두 다 자연스러운 탄생이라는 것을……

아니 벌써?

예정일이 아직 남아 있는데 느낌이 이상하다. 이미 이슬을 두 번이나 보았고, 왠지 모르게 아기가 일찍 나올 것만 같았다.

2월 3일 금요일 새벽, 일정한 간격으로 진통이 오기 시작했다. 진통이 올 때는 통 잠을 잘 수 없지만 진통이 지나가고 나면 견딜 만했다. 자연주의 산전 교육 프로그램인 '자연스러운 탄생 교실'에서 배운 대로라면 초기 진통, 즉 자궁이 열리는 단계였다.

10분 간격의 진통은 오전 내내 계속되었다. 진통이 사라진 10분 동안의 짧은 휴식기에는 단잠을 청하기도 하고 반신욕으로 몸을 이완시키기도 했다. 자탄 교실('자연스러운 탄생 교실'의 줄임말)에서 배운 내용은 진통을 이겨내는 데 정말 큰 도움이 되었다. 반신욕을 하고 나니 진통 간격이 길어지고 강도도 조금 약해지는 듯했다. 그래서 자신 있게 결론 내렸다. 가진통이라고.

밥은 제대로 먹지 못하면서 화장실은 자주 왔다 갔다 했다. 그 와중에 낑낑거리며 아기 침대를 조립하고 여유 있게 몇 가지 집안일을 했다. 어느새 시간은 흘러 퇴근한 남편과 함께 설렁탕을 먹으러 나갔다. 또다시 시작된 10분 간격의 진통…… 그래도 아직 견딜 만한 수준이었다.

집에 돌아와 남편이 손도 잡아주고 손끝으로 부드럽게 몸을 마사지해 주기도 했다. 그런데 반신욕을 했는데도 으슬으슬 춥기만 하고 진통이 쉽게 가시지 않았다. 그렇게 밤을 새우고 새벽 4시쯤 되었을까? 갑자기 변의가 심하게 느껴져 변기에 앉아 몇십 분 동안 식은땀을 흘리고 있는데(이것이 2단계, 즉 '골반 진입'의 신호인 것을 전혀 생각하지 못했다), 갑자기 진통 간격이 짧아졌다. 도저히 참을 수가 없어 결국 병원으로 향했다.

세상이 그렇게도 궁금했니?

현관에서 신발을 신었다가 진통이 오면 화장실로 뛰어가기를 몇 번이나 반복했을까? 집을 나선 후 진통이 올 때마다 남편의 목덜미를 잡고 현아의 트러블메이커 춤, 골반 돌리기 춤을 추며 차까지 겨우 이동했다. 집에서 병원까지는 빨리 달리면 20분 정도. '20분만 참자'고 속으로 다짐하고 뒷좌석에 앉아 있는데 갑자기 나도 모르게 짐승 소리가 난다. 그러더니 갑자기 회음부가 뜨거워진다.

'아니 이건……? 아기가 나올 때의 느낌이라고 했는데……'

회음부를 만져보니 축축하게 젖은 상태로 볼록하게 벌어져 있다. 그리고 어느새 짧게 끊어져 나오는 호흡! 후후후후후! 후후후후후!

"아, 아기가 나오려나봐!"

남편은 설마 싶은지 그저 "응, 맞아! 아기 나오는 거야. 이제 곧 나와~ 나올 거야~ 조금만 더 참아!"라며 날 달래기에 여념이 없었다.

그 순간 수만 가지 생각이 들었다.

'아, 내가 직접 아기를 받아야 하나? 무서운데…… 아기가 조금만 기다려줬으면 좋겠다. 아, 그런데 나올 것 같아.'

나는 바지를 벗었다 입었다를 반복했다.

'에라! 모르겠다. 자탄 교육에서 배웠잖아. 차에서 아기를 낳을 수도 있다고.

낳고 나서 품에 안고 따뜻하게 체온 유지만 잘해주면 된다고…… 그래, 할 수 있어!!'

나는 마음을 다지고 호흡을 그대로 느끼며 아기 받을 준비를 했다.

그리고, 그리고, 그리고……

서울 성모병원을 지나 서초역 근처 법원 앞에서 신호를 지키고 있을 때였다!

너무나도 작고 여린…… 우리 사랑스러운 튼똘똘이(태명)가……

"오빠, 튼똘똘이 나왔어!"

남편은 울먹이며 몸 둘 바를 몰라 했다. 난 그저 모든 상황이 잘 마무리된 것이 감사했다. 작디작은 새 생명 우리 튼똘똘이가 내 품 안에서 움직여주는 것이 너무나 기쁘고 감사했다.

병원에 도착하니 조산사님이 내려와 이동을 돕고, 남편이 태맥이 사라진 탯줄을 자를 수 있도록 도와주셨다. 나와 튼똘똘이는 안전히 병원으로 옮겨지고, 다른 이상이 없는지 건강 상태를 확인받았다. 우리 튼똘똘이는 2킬로그램의 저체중아로 태어났지만 다행히 젖도 잘 빨고 반사 신경도 정상이라 인큐베이터에 들어갈 필요가 없었다. 그래서 바로 내 옆에서 함께 잠들었다. 그 작은 것이 나오면서 얼마나 힘들었을까 생각하니 눈물이 앞을 가렸다.

비록 메디플라워에서 평화로운 마음으로 튼똘똘이를 낳지는 못했지만, 자탄교육과 리허설 때 배운 지식들로 크게 당황하지 않고 그 순간을 잘 대처할 수 있었던 것에 감사한다. 또 자연스러운 임신과 출산을 함께해 주신 의료진께도 큰 감사를 드린다.

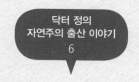

출산의 시작과 진통

출산은 자궁이 알아서 한다. 언뜻 쉽게 받아들이기 어려운 말 같지만, 대변이나 소변을 보는 것이 우리 몸의 자율 조절 기능에 의해 통제되는 생리 현상이라는 것을 생각하면 이해하기 쉬울 것이다. 자궁의 기능에 따라 진통의 진행 속도나 양상은 조금씩 다르지만, 일반적으로 출산은 다음과 같은 과정으로 진행된다.

임신 막달이 되면 아기는 서서히 골반 안쪽으로 들어오기 시작하고, 자궁 수축이 더 자주 일어나면서 하부가 부드럽게 열리기 시작한다. 자궁 수축과 하부의 이완은 출산 초기에 일어나는 매우 중요한 변화이다. 특히 첫 출산의 경우 하부가 부드럽게 열리는 데 상당한 시간이 걸리지만, 두 번째 출산 때는 하부의 이완에 시간이 별로 걸리지 않아 대개는 첫 출산의 5분의 1 정도만 노력하면 된다. 이러한 변화를 조절하는 과정에서 중요한 역할을 하는 호르몬이 바로 옥시토신과 프로스타글란딘이다. 옥시토신은 행복 호르몬이자 성 호르몬인데, 임신부의 몸이 편안하게 이완되고 프라이버시가 잘 보존될 때 원활히 분비된다.

자궁의 하부가 이완해 아기의 선진부(머리나 둔부)가 골반 아래로 더 내려가면, 그동안 커진 자궁에 의해 갈비뼈가 눌리거나 숨이 가쁘거나 소화가 안 되던 증상들이 갑자기 사라지는 하강engagement 현상이 생긴다. 이때는 자궁이 아래로 내려감으로써 소변과 변이 더 자주 마렵기는 하지만, 위쪽이 가벼워져 숨쉬기가 편해지고 소화가 잘된다. 진통이 시작되는 아주 초기 현상이다.

자궁의 하부가 부드러워지다가 어느 순간 자궁 경부가 얇아지고 열리기 시작하면 점액질의 분비물이 나오는데 이것을 순 우리말로 '이슬'이라고 한다. 많은 경우 이슬이 비치면 며칠 내에 본격적인 진통이 오고 출산이 진행된다. 이슬은 콧물과 같은 점액질로, 약간의 혈흔이 있는 경우 분홍색이나 갈색을 띠기도 한다.

출산이 본격적으로 진행되는 것을 임신부가 느끼기 시작하는 증상은 두 가지가 있다. 하나는 양막이 열려 양수가 흐르는 것(양막 파수)이고, 또 하나는 진진통이다. 양막 파수란 안쪽의 양막(임신낭을 둘러싼 두 장의 단단한 막)이 먼저 열리면서 양수가 흐르는 것을 말한다. 양막 파수는 대부분 갑작스럽게 시작되며, 건강한 산모 10명 중 1~2명에게 나타나는 자연스러운 현상이다. 진진통은 자궁의 초기 변화가 서서히 나타나다가 어느 순간 규칙적인 진통이 시작되고 출산이 될 때까지 멈추지 않는 자궁 수축을 의미한다. 중간에 사라지는 '가진통'과 구별하기 위하여 붙여진 이름이고 대개는 '진통'이라고 한다.

출산이 시작되는 자궁의 초기 변화는 짧으면 몇 시간에서 길게는 며칠이 걸리기도 한다. 밤에는 잠을 못 이룰 만큼 불편하지만 아침이 되면 증상이 없어지는 현상이 반복되어, 많은 산모를 당황하게 만들기도 한다. 실제 출산까지 걸리는 시간은 개인 차이가 크기 때문에, 몸에 나타나는 변화를 주의 깊게 관찰하며 적절히 휴식하고 영양 섭취를 하면서 차분하게 기다리는 것이 좋다. 어느 순간 변화가 더 강하고 확실하게 나타날 것이기 때문이다.

보통 첫 아기 출산은 생각만큼 빨리 진행되지 않는다. 아무래도 첫 출산에 대한 정신적 긴장과 스트레스가 있기 때문에 편하게 호흡하거나 이완하기가 쉽지 않고,

이런 이유로 오히려 진행은 더 느려지기도 한다. 마치 예민한 상황에서 변을 시원하게 못 보는 것, 즉 자율 신경 계통이 편안하지 않은 것과 같다.

차분하게 기다린다는 것은 쉬운 일이 아니지만 임신 기간 동안 호흡과 이완 훈련을 잘하고, 남편과 함께 이 시간을 즐겁게 보낼 준비를 했다면 오히려 휴식의 기회가 될 수도 있다.

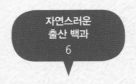
집이나 자동차 안에서 아기가 나오려 한다면?

첫 아이를 힘들게 낳았어도 질식 분만을 했다면 다음 출산은 예상보다 빨리 진행될 수 있다. 또 간혹 첫 출산도 진행이 아주 빠른 임신부가 있다. 만약 예상보다 진통의 진행이 빨라 집에서 출산을 하게 되거나, 병원으로 이동하는 차 안에서 출산을 하게 될 경우 놀라지 말고 다음과 같이 조치한다.

❶ 산모는 짧은 호흡을 반복하면서 천천히 아기가 나오고 있는 느낌을 남편이나 출산 동반자에게 알려준다. 출산이 임박하면 산모는 변을 참을 수 없을 정도의 강한 느낌을 받고, 자연적으로 변을 볼 때처럼 힘을 주고 싶어진다. 이런 경우 대부분의 산모는 걷기가 어렵다.

❷ 산모가 아기가 나올 것 같다고 이야기하면 당황하지 말고 양수를 받을 비닐 싸개 위나 욕실로 산모를 이동시킨다. 진통이 올 때 출산 동반자는 거울을 이용하여 산모 외음부에 아기 머리가 보이는지 확인한 뒤, 아기 머리가 나오는 것이 보이면 이동을 멈춘다. 집이 가까우면 집으로 돌아가 병원에 연락하여 상황을 알리고 지시를 받는다. 만일 운전중이면 안전한 곳에 차를 세우고, 창문을 약간 열고 실내 공기는 따뜻하게 한다.

❸ 아기 머리가 보이면 출산 동반자는 아기 받을 준비를 한다. 먼저 바닥 가까이

로 임신부의 자세를 낮춘다. 머리가 나온 뒤 몸통이 빠르게 나올 수 있고 다소 미끄러울 수 있다. 그러니 수건을 미리 준비하고 까만 머리 부분이 보이기 시작하면 다른 일을 하지 말고 아기 받을 준비에 집중한다. 아기가 나오면 한 손으로 아기 목 뒤를 잡고 한 손으로 등 또는 가슴을 받친 뒤 마른 수건으로 닦으면서 자극을 준다. 이때 아기를 너무 빨리 엄마의 가슴으로 옮기지 말고, 탯줄을 목에 감고 있으면 아기 머리를 엄마의 질 쪽에 가까이 둔 채 풀어준다.(20~30퍼센트의 아기는 긴 탯줄을 목에 감고 나오며, 탯줄은 쉽게 풀린다.) 양수를 잘 닦고 아기를 들어 올려 엄마의 맨가슴에 얼굴을 묻게 해준다.

④ 건강한 아기라도 세상에 나오면 1~2분 정도는 얼떨떨하여 울지도 않고 호흡도 하지 않을 수 있다. 이때 서두르지 말고 아기를 엄마 가슴에 놓고 등을 살살 쓰다듬으면서 부드러운 수건 등으로 젖은 몸을 가볍게 닦아준다. 이렇게 부드럽게 전신을 마사지하면 아기들은 대부분 울음이나 호흡을 터트리고 팔과 다리를 힘차게 움직인다.

⑤ 아기가 나오고 난 뒤 가장 중요한 것이 체온 유지이다. 아기가 나올 때 몸에 묻어 있던 양수가 마르면서 기화 현상이 일어나 체온이 떨어질 수 있다. 이때 미리 준비해 놓은 출산 가방에서 수건이나 깨끗한 옷가지를 꺼내 양수를 닦아주고 체온을 유지시킨다. 아기의 머리는 옆으로 돌려, 입 안의 양수나 분비물이 호흡을 방해하지 않도록 해준다.

⑥ 탯줄은 성급하게 자르지 않는다. 태반은 바로 나올 수도 있고 시간이 걸릴 수도 있다. 출산을 한 엄마의 몸은 생존 본능에 의해 지혈과 자궁 수축이 잘되어 대부분 출혈이 적지만, 태반이 나올 때 약간의 출혈이 있을 수 있다. 이 경

우 당황하지 말고 엄마의 복부를 약하게 압박하여 자궁이 단단해질 때까지 살살 마사지한다. 그 다음 엄마의 몸과 아기의 몸을 따뜻하게 보호하며 출산 센터로 전화해 상황을 알리고 지시를 받는다.

❼ 구급차를 불렀다면 이미 출산이 안전하게 이루어졌으니 진료받던 병원으로 데려가 달라고 요청한다. 자연주의 출산에 관한 이해가 없는 구급대원의 경우 탯줄을 자르려고 할 것이다. 대부분의 병원에서 빠르게 아기와 산모를 분리하여 신생아실로 보내기 때문에, 구급대원도 그렇게 교육을 받고 탯줄 자르는 도구를 가지고 다닌다. 또한 엄마 아빠의 요구와 상관없이 가장 가까운 근처 큰 병원 응급실로 가는 경우가 간혹 있다. 출산을 응급 상황이라고 판단해 그렇게 하는 것인데, 산모가 출혈이 적고, 아기가 힘차게 잘 움직이고 핑크빛을 띠며 건강하다면 응급 상황은 아니다. 따라서 다니던 병원으로 가달라고 요구해도 좋다.

만약 구급차에서 출산을 하게 된다면 다음의 편지를 구급대원에게 보여주면 도움이 된다.

담당 주치의가 119 구급대원에게 보내는 편지

안녕하세요. 연일 생명을 지키고 구하시는 일에 노고가 많으십니다.

구급차 안에서 출산을 하여 많이 당황하고 놀라셨으리라 생각됩니다.

아기 엄마 아빠는 분명한 신념을 가지고, 약물이나 의료적인 개입을 최소화한

자연주의 출산을 준비한 사람들입니다. 따라서 아래의

기본적인 응급 처치만 해주시고, 이분들이 원하는 병원으로

이동할 수 있게 조치해 주시면 감사하겠습니다.

- 엄마가 출혈이 없고 의식이 명료하고 혈압과 맥박이 정상이며, 아기는 핑크빛을 띠고 있고 팔다리를 오므린 채 엄마의 품에서 잘 숨쉬고 있다면 울지 않아도 건강한 상태입니다.

- 엄마와 아기의 결속: 아기에게는 엄마의 품이 가장 안전합니다. 엄마와 아기가 건강하다면 따로 떨어뜨려 놓을 필요가 없습니다.

- 체온 유지: 양수가 마르면서 체온이 떨어질 수 있으니, 깨끗한 천으로 양수를 닦아주시고 수건이나 옷가지로 보온을 해주세요. 그리고 될 수 있으면 엄마 품에 안겨 엄마 심장 소리를 듣고 안정을 취할 수 있도록 해주세요.

- 석션: 준비된 스포일러가 없다면 무리하게 아기 코나 입의 양수를 제거하려 하지 마시고 자연스럽게 흘러서 빠지게 해주세요.

- 탯줄: 소독 장비가 있다고 해도 될 수 있으면 탯줄을 자르지 말고 병원으로 이동해 주세요. 소독되지 않은 환경에서 탯줄을 자르는 것이 더 위험할 수 있습니다.

- 태반: 출혈이 적다면 무리하게 태반을 빼지 마시고 그대로 병원으로 이동해 주세요.

- 출혈: 산모가 출혈이 있다면 혈압과 맥박을 10분 간격으로 측정해 주시고, 산모의 복부를 가볍고 부드럽게 마사지해 주세요. 단단한 자궁이 만져진다면 지혈이 될 때까지 기다립니다.

내 안의 상처를
치유해 준 출산

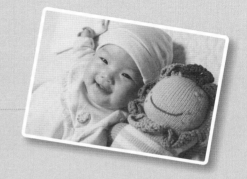

만두네 | 윤지선

네가 노래할 때 함께 노래하고, 네가 웃을 때 함께 웃고
네가 슬플 때 눈물 닦아주고, 네가 지칠 때
쉬어갈 나무가 되어줄게. 온전한 출발을 함께한 우리,
이제 아름다운 동행을 시작합니다.

두 번의 시험관 시술, 그리고 임신

우리 부부는 사내 커플로 만나 100일 만에 초스피드로 결혼식까지 올렸다. 결혼과 동시에 아기를 기다렸지만 이상하게도 몇 년이 지나도록 임신이 되지 않았다. 좋다는 온갖 방법을 다 써보았지만 아기는 생기지 않았고, 결국 결혼한 지 4년 가까이 되어 두 번의 시험관 시술 끝에 임신을 하게 되었다.

임신을 확인하던 날 얼마나 많이 울었던지 그때만 생각하면 아직도 가슴이 먹먹하다. 오랫동안 병원에 다니면서 몸과 마음이 많이 지쳐서일까? 아기를 낳을 때는 더 이상 내 몸에 어떠한 고통도 주고 싶지 않았다. 그래서 마음속으로 제왕절개를 결심하고 있었다.

그러던 어느 날 저녁, 무심코 방송을 통해 히프노버딩HypnoBirthing 출산 장면을 보게 되었다. 단 한 번도 소리를 지르지 않고 편안한 얼굴로 출산하는 산모의 모습이 신선한 충격으로 다가왔다. '아, 저런 출산도 있구나. 나도 저렇게 아기를 낳고 싶다……'는 생각이 들었다. 그래서 그 병원이 어디인지 찾아보았고, 자연주의 출산을 하기로 결심하게 되었다.

아기를 갖기까지, 또 시험관 아기를 시술하면서 얼마나 많은 주사를 맞고 약을 먹었는지…… 그렇게 생긴 아기 만두(태명)에 대한 미안함이 아마도 내 마음속 깊이 있었던 것 같다. 힘들게 우리 부부에게 찾아온 만큼 태어날 때는 가장 편안하고 자연스러운 방법으로 세상에 나와주었으면 하는 바람도 점점 더 커져 갔다.

진료를 받으면서부터 원장님의 권고대로 철저한 영양 관리와 규칙적인 운동에 들어갔다. 이때부터 몸에 변화가 생기기 시작했다. 그동안 아기를 갖기 위해 이런저런 노력들을 하느라(의료적인 시술을 포함해서) 몸이 많이 상한 상태였기에 임신 후에도 한동안 몸이 좋지 않았다. 붓기가 굉장히 심했고, 임신 4개월이 넘어가면서부터는 팔다리에 쥐가 심하게 나서 밤에 잠을 잘 수도 없었다. 출근을 해서는 책상 앞에 편하게 앉아 있을 수도 없었다.

그런데 식이 조절과 운동을 시작하면서 거짓말처럼 몸이 좋아지는 것을 느꼈다. 그러면서 점점 자연주의 출산에 대해 자신감이 붙었고, 늘 좋은 기분을 유지하며 태교에 공을 들일 수 있었다. 전에는 출산이란 그냥 진통이 오면 병원 가서 아기를 낳는 것이라고만 생각했는데 자연주의 출산을 준비하면서 생각이 많이 바뀌었다. 단순히 아기를 낳는 행위가 아니라 준비된 마음으로 축복 속에 아기를 맞아들이는 시간으로 생각하게 된 것이다. 정말 행복했다.

내려오지 않는 아기

원래 만두의 예정일은 5월 12일이었다. 하지만 예정일은 아무 증상 없이 지나가고 14일 밤, 드디어 진통이 오기 시작했다. 5분 간격의 꽤나 강한 진통이 밤새 이어졌다. 그런데 이상하게도 아침이 되자 진통이 사라졌다. 그 다음날 화장실에 갔다가 이슬도 보았는데, 낮에는 특별한 증상이 없다가 해가 지니 또다시 진통이 시작되었다. 이때부터는 아무것도 먹지 못하고 물과 이온 음료만 마셔야 했다.

16일이 되면서 갑자기 진통의 양상이 바뀌었다. 불규칙적이긴 한데 강도가 무척 세졌다. 허리가 너무 아파 앉을 수도 누울 수도 없었다. 18일 아침까지 계속 서서 거실을 왔다 갔다 하며 시간을 보내야 했다. 그리고 결국 연습 진통이 시작된 지 5일이 지난 후에야 출산센터로 향할 수 있었다.

오전 11시, 남편 손을 부여잡고 병원에 도착했다. 이때 내진을 해보니 자궁 입구가 4센티미터 열려 있었다. 계속 아무것도 못 먹었던 터라 근처 죽집으로 갔다가 갑자기 진통이 강해지는 바람에 다시 병원으로 돌아왔다. 진통이 없을 때는 걷다가 진통이 오면 남편을 붙잡고 호흡을 했다. 때마침 점심 시간이라 출산센터가 있는 교대 부근은 식사하러 나온 사람들로 가득했다. 길에서 진통하는 나를 안쓰럽게 쳐다보는 시선들이 느껴졌지만, 호흡에 집중하느라 신경 쓸 여력이 없었다.

오후가 되면서 본격적인 진통이 시작되었다. 믿을 것은 오직 둘라와 남편, 그리고 호흡뿐이었다. 신기하게도 진통중에 다른 생각을 하거나 몸이 경직되면 진통이 더 세게 느껴졌고, 호흡에 집중하면 어느새 진통은 사라져버렸다.

저녁이 되어 드디어 양수가 흘렀다. 그런데 만두가 태변을 보았는지 양수에서 초록색이 보인다고 했다. 다시 힘을 내기 시작했다. 나만큼이나 우리 아기도 힘들다고 생각하니 호흡에 다시 집중할 수 있었다. 그저 아기가 안전하기만 바랄 뿐이었다.

이때부터는 정말 참기 힘든 통증이 몰려왔다. 시간은 이미 밤으로 가기 시작했는데 이상하게도 아기가 내려오질 않았다. 밤 12시가 지나도 아기가 내려오지 않아 병원 건물 1층에서 5층까지 여러 번을 오르내렸지만 별 진전이 없었다.

그런데 조산사님이 만두의 얼굴이 항문 쪽을 보고 있어야 하는데 배 쪽을 보고 있다고(P 포지션) 말씀해 주셨다. 아, 그때의 절망감이란…… 거의 한 시간 넘게 아기의 위치를 돌리는 자세를 취해보았지만 아기는 조금밖에 돌지 못했다. 이때는 몰랐지만 출산 뒤에 알고 보니 만두의 탯줄이 너무 짧아서 쉽게 돌 수 있는 상황이 아니었다고 한다. 아기 위치가 안 좋거나 진행이 느릴 때는 그만한 이유가 있는 것 같다. 만일 촉진제를 써서 계속 진통이 오도록 밀어붙였더라면 만두가 얼마나 힘들었을까?

하지만 여기서 포기할 수는 없었다. 아기가 스스로 내려올 수 있도록 아래로 내리는 호흡을 더 열심히 했다. 한 시간, 두 시간, 세 시간이 지나고…… 그러다가 어느 순간 아기가 밖으로 나올 것 같은 느낌이 들었다. 아기의 머리가 보일 때까지 또다시 힘을 주었다. 그렇게 또 몇 시간이 지났을까?

드디어 새벽 7시 반, 욕조에 물이 채워지기 시작했다. 남편은 함께 욕조 안에 들어가 뒤에서 나를 받쳐주었고, 나는 원장님이 이끄는 대로 호흡을 시작했다. 그리고 아래 방향으로 마지막 힘을 주며 출산 호흡을 했다. 아래쪽이 타는 듯한 느낌이 와도 겁먹지 말고 끝까지 힘을 주라는 원장님의 격려에 따라 그대로 했다. '이제 정말 다 왔구나' 하는 마음과 아기를 곧 만난다는 설렘이 드는 순간 '하하하' 하는 스타카토 호흡을 해보라고 하신다. 정신없이 '하하' 하는데, 어느 순간 만두가 어깨를 돌리며 쑤욱 물속으로 나왔다.

만두가 물속에서 들어 올려져 내 가슴에 안긴 순간! 우리 아기가 세상으로 나오기 위해 내 뱃속에서 얼마나 많은 노력을 했을까 생각하니 눈물이 왈칵 쏟아졌다. 이렇게 힘겹게, 우리는 소중한 공주님을 만날 수 있었다. 만두는 세상에 나왔는데도 여전히 어딘가로 가려는 듯 버둥거리다가 바로 가슴에서 태변을 시원하게 보았다.

우리 만두는 탯줄이 다른 아기들에 비해 많이 짧아 연습 진통이 길어졌던 것이고, 골반 안에서도 잘 돌지 못해 배를 바라보는 P 포지션을 취했던 것이다. 그리고 나올 때도 탯줄이 끊어지는 등 쉽지 않은 과정을 거쳐야 했다. 이렇게 자연의 법칙은 다 이유가 있는데, 기다리지 못하고 촉진제로 수축을 불러왔다면 만두가 더 힘들지 않았을까?

우리 만두는 기다려준 엄마 아빠에게 보답이라도 하듯 여러 위험한 고비를 씩씩하게 잘 넘기고 건강하게 태어나주었다.

만두가 태어나고, 마침 기회가 닿아 나의 출산 과정이 모 방송에 소개되면서 정말 많은 사람들의 축하를 받았다. 아무리 생각해 봐도 우리 부부가 자연주의 출산을 하게 된 것은 정말 신기하고 감사한 일이다. 병원의 도움으로 임신이 되었지만 세상에 태어나는 순간만큼은 엄마 아빠와 하나가 되어 가장 자연스러운 방법으로 우리에게 와준 만두. 이렇게 자연스럽고 평화로운 출산을 하고 보니, 나의 몸과 아기에 대한 믿음이 생기게 되었다. 그리고 아직까지 마음속에 남아 있던 작은 상처들이 조금씩 치유되는 것을 느끼고 있다.

생명의 신비와 생명이 주는 힘은 무엇으로도 표현할 수 없이 위대한 것 같다. 나의 자연주의 출산은 우리 가족에게 잊지 못할 축제로 남았다.

조금 느려도
괜찮아

태풍이네 | 고유진

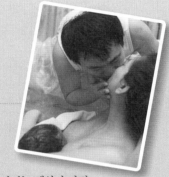

내 아기의 삶이, 소나기 한 차례 지나간 자리에 찬연하게 쏟아지는 햇살과 같길,

하늘과 강물에 아스라이 걸쳐진 일곱 빛깔 무지개와 같길 기도합니다.

부디 그렇게, 꿈과 희망의 전령이 되길 소망합니다.

출산은 엄마와 아기가 함께하는 것

처음 자연주의 출산을 알게 된 것은 요가 선생님의 추천 덕분이었다. 이후 자연주의 출산 카페와 관련 블로그의 글을 반복해 읽으면서 내가 꿈꿔 온 출산을 할 수 있을 거라는 확신이 생겼다. 적어도 좁은 공간에 죽 놓인 분만대 위에서 다른 사람들의 고통스런 신음소리를 들으며 진통하는 일, 일면식도 없는 간호사와 의사가 내진을 하고, 아기를 밀어내거나 꺼내는 기계적인 분만은 하고 싶지 않았다. 나와 아기가 최대한 존중받는 출산을 하고 싶었다. 또 둘째를 낳을 즈음이면 이미 적지 않은 나이가 되어 있을 것이기 때문에 첫 출산은 최대한 몸에 무리가 가지 않게 하고 싶었다.

남편과 상의한 후 병원을 옮기고, 원장님과 상담을 하고, 출산을 위해 운동과 식이 조절에 열심을 내고 있었다. 그러던 어느 날, 자연주의 출산을 하려 했던 같은 요가교실 산모가 큰 병원으로 이송되고 제왕절개로 아기를 낳았다는 소식을 들었다. 양막이 먼저 열리고 감염 증세로 아기가 힘들어하여 이송이 된 경우인데, 내게는 청천벽력 같은 소식이었다.

약간의 폐소공포증claustrophobia이 있고 컨디션이 안 좋을 때는 정도가 심해지기도 하는 나는 불안한 마음이 들었다. 불안은 영혼을 잠식한다고 했던가? 출산을 두 달여 앞두고는 깊은 고민의 나날을 보내야 했다. 그러다 더 이상 참지 못하고 원장님에게 물었다.

"만약 제가 이송될 상황에 처한다면 원래 다니던 병원으로 갈 수 있을까요? 촌각을 다투는 상황에서 이송이 되나요?"

"이송은 엄마 때문이 아니라 아기가 신생아 중환자실 같은 시설에 있을 필요가 있는 경우를 대비해서 하는 겁니다. 촌각을 다투는 상황이라서 가는 게 아닙니다."

딩동댕! 순간 머릿속에서 종이 울린다.

'아! 출산은 나와 아기가 함께 하는 건데 나는 모든 걸 나 위주로 생각하고 있었구나. 엄마가 되기 위해서는 나 스스로 공포를 극복해야 하는구나.'

이렇게 나는 정신적으로 더 성숙한 산모가 되었고, 자연주의 출산에 대한 결심은 더욱 확고해졌다. 예정일보다 한 주 정도 일찍 태풍이(태명)를 만나고 싶었던 우리 부부는 태담 때마다 한 주만 더 빨리 만나자고 태풍이를 꾀었다. 그런데 우리 태풍이가 이렇게 엄마 아빠 말을 잘 들을 줄이야……

7월 11일. 태풍이를 만나기 위해 워킹머신 위를 열심히 걷고 또 걸었다. 이 수동 워킹머신은 자동식 트레드밀보다 다섯 배 정도는 더 힘들었다. 이날 우연히도 매운 치킨에, 힘든 운동에, 오메가 6 섭취까지 진통 잘 오게 하는 법을 한 번에 실천하고서는 하얗게 밤을 지새웠다. 그날은 크게 신경 쓰지 않았는데, 아기를 낳은 지금 뒤돌아보니 '그때 충분히 잠을 자 체력을 비축해 두었으면 좋았을 텐데……' 하는 아쉬움이 든다. 이후 진통과 출산의 2박 3일 동안 거의 잠을 잘 수가 없었다.

먹다가 진통하다가

7월 12일. 오전 11시쯤 뭔가 흐르는 느낌이 있어 확인해 보니 점액질의 끈적

한 피가 비친다.

'아, 이게 바로 이슬이구나!'

남편에게 문자를 보낸 뒤, 부지런히 출산 가방을 싸고 집 안을 정리했다. 한 시간에 두세 번 정도 가벼운 진통이 왔다 가는데 계속 뭔가 울컥울컥 나온다. 저녁 7시경 남편과 함께 출산센터로 갔다. 검사를 해보니 양수였다. 원장님은 양수가 흘러도 깨끗하고 출혈이 없으면 응급 상황이 아니니, 집에서 평소처럼 편히 쉬면서 진통이 오는지 기다려보라고 하셨다. 오전까지도 진통이 없으면 병원으로 와서 태동이 좋은지 다시 검사해 보자고 하셨다. 양막이 열려도 2~3일 안에 아기가 나오면 괜찮다는 말도 덧붙이셨다.

양수가 흐르면서 사르르한 아픔이 불규칙하게 찾아왔다. 양수가 흐른 것 때문에 마음이 급해져 밤늦게까지 집 안을 부지런히 걸어다니며 더 강한 진통을 기다렸지만 진통은 오히려 약해졌다. 괜한 조바심 내지 말고 차라리 잠을 좀 자두었어야 하는데 결국 뒤척거리다 잠을 설치고 말았다. 그러던 중, 새벽 3시 무렵이 되자 강한 진통이 10~12분 간격으로 찾아왔다. 거실에서 잠든 남편을 두고 혼자 침실에서 진통을 이어갔다. 진통이 없을 때는 누워 쉬다가 진통이 오면 고양이 자세로 엉덩이를 흔들흔들하면서 아침을 기다렸다.

7월 13일. 벌써 이틀째 잠을 못 잤다. 정신이 몽롱했다. 진통은 여전히 10분에 한 번 간격으로 찾아와 1분 정도 지속됐다. "아싸!!! 진통이 세졌다!" 하고 외치자 옆에서 남편이 웃는다. "진통 강해졌다고 좋아하는 산모는 대한민국에 자기밖에 없을 거야."

오전 11시, 태아 모니터링 장치로 애기 심박 수와 진통을 체크하는데 배가 너무 고팠다. 병원 건물 1층 샌드위치 집으로 가 샌드위치와 파스타를 주문했다. 나는 진통이 오면 테이블을 잡고 버티다가 진통이 가면 맛있게 이 음식들을 먹었다.

그러고 나서는 더 세고 강한 '그분'을 좀 더 일찍 만나고 싶어 남편과 함께 근처에 있는 교대 교정으로 향했다. 다행히 종일 내리던 비도 그치고 날씨도 선선하니 걷기에 딱 좋았다. "태풍이 이 녀석, 날도 잘 고르는구나!" 하며 걷고 또 걸었다.

어느 순간 5~7분 간격의 진통이 찾아왔다. 그중 몇 번은 걷기 힘들 정도로 강했다. 이 정도 진통이면 4센티미터는 열렸겠다 싶었는데 내진을 해보니 겨우 2센티미터란다. 참았던 눈물이 터져 나왔다. 아, 정말 자고 싶었다.

'이렇게 진행이 늘어지면 언제 자나?'

몸은 간절히 잠을 원하지만 진통 때문에 잠을 이룰 수 없었다. 휴식은 포기하고 그냥 짐볼 위에서 엉덩이를 돌리며 진통이 오면 '하아~' 이완 호흡을 하며 버텨보았다.

어느덧 저녁 시간이 되었다. 'Mr. Incredible'에 맞먹는 남편은 재빨리 근처 맛집을 수배하더니 날아왔나 싶은 속도로 삼계탕을 사왔다. 나는 진통이 없는 동안에는 후다닥 삼계탕을 먹고, 진통이 오면 다시 짐볼 위에 앉아 몸을 움직이며 호흡을 했다.

7월 14일. 양수가 흐른 지 3일째 되는 날 밤, 진통은 더욱 강해졌다. 누우면 더심해져 진통이 오면 얼른 일어나 앉아 호흡을 하며 버텼다. 일반 병원이었다면 분만대 위에 계속 누운 채 진통을 했을 텐데, 이렇게 자유롭게 움직이며 진통할 수 있다니 얼마나 다행인지…… 진통이 올 때마다 남편은 옆에서 내 허리를 강하게 쓸어주고, 골반도 눌러주고, 호흡도 같이 했다. 이러다 숨넘어가는 게 아닐까 걱정될 정도로 나보다 더 리얼하게 호흡의 보조를 맞추며 진통을 함께 해주었다.

새벽 3시 반쯤, 진통의 양상이 변했다. 전에는 아픈 진통이었다면 이제는 미는 진통이었다. 나도 모르게 자꾸 아래에 힘이 들어가는데 진통에 몸을 맡기면 좀 시원한 느낌이 들었다. 간호사 선생님은 10센티미터가 채 열리지 않은 상황에서 힘을 주면 자궁 문이 부어 오히려 진행이 늦어질 수 있으니 지금은 '하아~' 하면서 힘을 빼보라고 하신다. 한 번 진통할 때마다 세 번의 쓰나미가 밀려오는데 힘을 안 주고 버티기란 정말 힘들었다. 저절로 얼굴이 찌푸려지고 평정심이 무너지고 호흡이 흐트러졌다. 이럴 때마다 "아아, 힘주면 안 되는데……" 하며 거의 울부짖다시피 했다. 내진을 해보니 4센티미터가 열렸단다. 이제 욕조에 들어가기로 했다.

큰 욕조에 물을 채우는 데는 생각보다 오랜 시간이 걸렸다. 한 발 한 발 움직일 때마다 쓰나미가 몰려왔다. 화장실에서는 샤워기 기둥을 잡고 진통을 했고, 방으로 돌아와서는 서서 허리를 돌려가며 힘을 주지 않으려 노력했다. 머릿속으로는 '태풍아, 우리 태풍이 위해서 엄마가 버틸 거야, 힘낼 거야'라고 외쳤지만, 저항하기 힘든 진통에 무너질 때가 많았다. 욕조에 물이 차는 시간이 마치 영원처럼 느껴질 무렵, 어느 틈에 원장님이 방으로 들어와 이완을 도와주셨다.

한 발 한 발 힘겹게 떼어 마침내 물속에 들어갔다. 물속은 정말 딴 세상이었다. 아래쪽의 쓰나미는 여전했지만 아주 조금 둔해진 듯했고 무엇보다 집중력이 높아지는 것이 느껴졌다. 진통이 없는 동안에는 살짝 졸기도 할 정도로 이완이 잘되었고, 진통이 올 때는 엉덩이를 살짝 움직여가며 집중하니 강도가 한결 덜했다. 남편은 잘하고 있다며 끊임없이 나를 격려해 주었다.

물속에서 눈을 깜빡이는 아기

원래는 한 시간만 욕조에 있을 예정이었는데 물속에 있는 것이 효과가 좋아 계속 있기로 했다. 그렇게 새벽 6시가 되었고, 물에서 나와서 내진을 해보니 8센티미터가 열렸단다. 그리고 기다리던 조산사의 한 마디.

"이제 힘주셔도 돼요."

한 줄기 광명이 비치는 순간이었다.

나는 남편과 하이파이브를 했다.

"자기야, 힘줘도 된대!"

3일째 잠을 못 잤음에도 불구하고, 출산 호흡을 할 때가 되니 정신이 또렷해지며 엄청난 에너지가 솟았다. 진통이 오면 조산사님이 가르쳐주는 대로 호흡을 하며 네 번씩 힘을 줬다. 물도 열심히 마시고 대화도 나눴다. 남편이 가져다준 초콜릿과 초코케이크도 먹으며 에너지를 보충했다.

조산사님은 이 시기에 이렇게 이성적 대화가 가능하고 음식을 먹을 수도 있는 것이 자연주의 출산의 장점이라고 하셨다. 이제는 좀 여유가 생겨 약한 진통은 그냥 보내고 강한 진통을 골라 몇 번 더 힘을 주어본다. 얼마 뒤 원장님이 거울로 아래를 보여주셨다. 손톱만 하게 까맣고 몽글몽글한 게 보인다.

"이게 뭐예요?"

"애기 머리입니다."

눈으로 직접 확인하니 더더욱 호랑이 기운이 솟아난다. 힘을 줄 때마다 머리가 조금씩 더 보였다. 손으로 아기 머리를 만져보기도 했다. 그런데 이때부터 진통 간격이 길어지고 약해졌다. 나는 물에서 일어나 허리를 돌리며 진통을 부르고, 힘을 줄 때는 스쿼트 자세를 취했다.

마침내 아기 머리가 반 정도 나오자, 교육 때 배운 대로 '하하하' 하며 스타카토 호흡을 했다. 곧 머리 전체가 쑤욱 나왔다. 아기는, 너무나 신기하게도 몸을 15도 정도 옆으로 스스로 돌리며 어깨를 뺐다. 나는 젖 먹던 힘까지 동원해 마지막 힘을 주었다.

조산사님이 아기 몸이 잘 나오도록 살짝 잡아주는 순간, 태풍이가 물속에서 눈을 깜빡깜빡거리는 것을 보았다. 아, 이 순간은 말로 다할 수 없는 감동이다. 세상의 순수를 다 담고 있는 듯한 신비한 아기의 눈빛! 와~ 내가 이 생명을 낳다니! 감탄을 하는 동안 아기의 몸이 쑤욱 나왔다. 그리고 곧장 들어 올릴 수 있도록 선생님이 아기를 내 손에 들려주셨다.

남편은 머리만 나온 상태에서 스스로 몸을 돌린 아기가 처음 눈 뜬 순간을 봤다고 한다. 남편은 그 눈빛과 그 순간의 감동을 잊을 수 없다고 아직까지 이야기한다. 오전 8시 36분, 그렇게 우리는 태풍이와 감격적인 만남을 가졌다.

아기를 가슴에 안고 한참 쳐다보았다. 잠시 앙~ 하던 아기는 금세 울음을 그치고 꼬물꼬물하며 내게 안겼다. 남편도 나도 뜨거운 눈물을 흘렸다. 이어 남편도 물속으로 들어와 아기를 안는데 자세가 불편해져서 그런지 아기가 계속 운다. 그때, 태풍이를 품고 있을 때 남편과 함께 열심히 불러주었던 〈머핀 맨Muffin Man〉 노래를 부르자 금세 울음을 그쳤다. 아기가 뱃속의 일을 기억한다더니 사실이었다.

이후 태풍이와 나에게 필요한 여러 후처치가 이어지고 출산이 잘 마무리되었다. 아기도 나도 건강했다. 회음부에 1센티미터 정도의 열상이 있긴 하지만 이 정도 피부 열상은 자연적으로 아무니 꿰맬 필요가 없단다. 태풍이에게 젖을 물리고 트림까지 시원하게 시키고 나서야 비로소 단잠을 청했다. 옆에서 보면서 애간장이 다 녹았을 남편도 그제야 꿀잠에 들어갔다.

내가 이렇게 자연주의 출산을 한 것은 축복이라고밖에는 표현할 길이 없다. 누구보다 든든한 지원군인 남편과 진통과 출산을 함께하며 우리 부부는 더욱 강한 사랑의 끈으로 묶였다. 또한 태풍이의 머리가 조금 보일 때부터 세상에 나올 때까지의 그 신비롭고 경이로운 순간이 준 감동은 앞으로 인생에서 어떤 어려움을 만나도 이겨낼 수 있는 큰 힘이 될 것이라 확신한다.

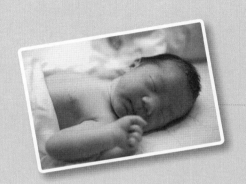

출산에
재능이 있나봐

잠원이네 | 강민정

나와 아기의 선택을 믿고 지지해 준,

처음 가는 여행길이 외롭거나 두렵지 않도록

곁에서 함께 걸어준 동반자들이 있습니다.

이제는 그들이 내 아기의 삶을 응원합니다.

병원 벽을 붙잡고 호흡하다

8월 24일 오전 11시 30분. '툭.' 뱃속에서 뭔가 심상치 않은 소리와 느낌이 왔다. 양막이 열렸나 보다. 막달이 되면서 출산에 대한 막연한 두려움, 기대와 걱정 속에 갖가지 경우의 수를 생각해 봤지만 양수가 미리 흐르는 경우는 별로 생각하고 싶지 않은 코스였다. 흔히 말하는 이슬도 없었고 별다른 가진통도 없이 물풍선 터지듯 양막이 열리고 나니 과연 우리 아기를 언제 만나게 될까 막막한 기분이 들었다.

곧 둘라에게 전화를 하고 어떻게 대처해야 할지 설명을 들었다. 그리고 자연출산센터에 전화를 걸어 조산사한테 양수가 흐른다는 소식을 알리고 잠원이(태명)의 태동을 관찰하기 시작했다.

8월 25일 새벽 2시. 이상했다. 처음에는 진통이 10분 정도 간격으로 길고 불규칙하게 온다고 알고 있었는데 나는 처음부터 3~5분 간격이다. 진통의 강도는 참을 만했다. 새벽 2시 정도가 되니 식은땀이 날 정도로 강도가 세졌다. 말로 표현하기 힘들었다.

출산센터에 다시 전화를 걸어 상황 보고를 했다. 초산이라는 걸 확인한 조산사님은 정 참기 힘들면 오라고 하셨다. 혼자 한 시간을 더 버티고 나니 도저히 안 되겠다는 생각이 직감적으로 들었다. 자고 있는 남편을 깨워 주섬주섬 출산 가방을 꾸린 후 출산센터로 향했다.

8월 25일 새벽 3시 30분. 차가 없는 새벽이라 5분도 채 걸리지 않는 거리였지만 그 짧은 동안에도 참기 힘들 정도의 강한 진통이 계속되었다. 출산센터 입구에 다다라서는 벽을 붙잡고 호흡을 하며 한 차례 진통을 견디고 나서야 안으로 들어갈 수 있었다.

"5센티미터 정도 열린 거 같네요. 잘 참고 오셨어요."

조산사님은 빠른 진행에 조금 놀란 듯 바로 출산 준비 모드로 들어갔다. 심리적 효과였을까? 보통 4~5센티미터 자궁이 열리고부터 본격 진통이 시작된다고 들었던 것 같은데 내가 그 단계라고 생각하니 진통의 강도가 더욱 세게 느껴졌다. 온몸이 뒤틀리는 느낌이었다. 화장실로 달려갔다. 변기에 앉으니 골반 쪽으로 마구 힘이 들어갔다.

"아직 힘주시면 안 돼요. 호흡하세요. 아기가 숨쉬기 힘들어요!"

그 와중에도 아기가 숨쉬기 힘들단 말에 요가 시간과 출산 교육 때 연습했던 낮은 호흡을 힘겹게 뱉어냈다. 그렇게 많이 연습했던 낮은 톤의 '우~' 소리는 몇 옥타브씩 올라간 소리로 나오기 일쑤였다.

마침내 자궁 문이 다 열리고, '자연주의 출산의 무통 주사'라고 하는 욕조로 들어갔다. 따뜻한 물에 들어가자 이완되는 느낌이 들어 견디기가 한결 수월했다.

초스피드 순산!

8월 25일 오전 4시 6분.

"이제 힘 주셔도 돼요."

나는 출산 리허설 때 배운 대로 힘을 주기 시작했다. 아기 머리가 보인다며 거울로 비춰주자 갑자기 어디서 나오는지 모를 힘이 불끈 솟았다. 빨리 우리 아기를 만나고 싶었다. 한 번 더 '끙~' 하고 힘을 주었다. 곧 '뻥~' 하는 느낌과 함께 아기 머리가 나왔다.

"아빠, 아기 머리 만져보세요. 이제 몸도 나오니까 받쳐주셔야 해요."

남편은 얼른 물속에 손을 넣어 아기를 받쳐주었다.

"이제부터 짧게 '하하하' 호흡을 하는 거예요. 그리고 마지막으로 한 번 더 힘줍시다."

곧 열 달 동안 뱃속에서 나와 함께 생활하던 아기를 만난다는 벅찬 기쁨과 무사히 나올까 하는 걱정 등 여러 가지 감정이 교차했다. 나는 마지막으로 호흡을 한 후 다시 힘을 냈다.

그러자 뭔가 쑤욱 미끄러지는 느낌이 나더니 우리 잠원이가 '꼬르륵' 소리를 내면서 나왔다. 그리고 곧 내 가슴 위에 안겼다. 너무 작고 따뜻하고 부드러운 우리 아기! 잠원이는 내 품에서 울지도 않았다. 나오느라 약간 힘에 겨웠는지 끙끙 소리만 내며 조용히 안겨 있을 뿐…… 가슴이 벅차올랐다.

태맥이 잦아들자 남편이 탯줄을 조심스럽게 잘랐다. 감정이 복받친 우리 남편, "잘했어. 정말 잘했어!" 하며 내게 연신 칭찬을 해주었다.

몇 분 후 원장님이 아기가 건강한지 봐주기 위해 잠시 내 품에서 아기를 데려갔다. 잠원이는 그제야 울음을 터뜨렸다. 몸무게 3.36킬로그램에 키 51센티미터. 너무 빨리 진행된 진통에 살짝 심박 수가 약해지긴 했지만 아주 건강하다고 말씀해 주셨다. 정신없는 진통에 시간이 얼마나 흘렀는지 몰랐는데 아기가 태어난 시각을 확인한 후 모두 탄성을 내질렀다.

새벽 4시 6분. 병원에 도착한 지 겨우 30분 만에 아기가 세상에 나온 것이다.

병원에 왔다가 허탕치고 집으로 돌아갈까 싶어 오지 않았다면 집에서 남편과 둘이서 출산을 할 뻔한 상황이었다. 마지막 힘줄 때 아기 머리가 쑥 나오는 바람에 항문 쪽에 약간의 열상이 있었지만 누가 봐도 부러워할 만한 '초스피드 순산'이었다.

믿음으로 아기와 만나는 과정

내가 자연주의 출산과 인연을 맺은 것은 지금 생각해 봐도 신통방통한 일이다. 임신 4개월 때 이미 배는 6개월 수준이었고, 몸무게도 8킬로그램이 늘어 있었다. 임신 중기가 되면서부터는 체중이 느는 속도가 느려졌지만 이미 몸은 과부하 상태였다. 당시 25주였던 나는 부종으로 걷기조차 힘들었고 소변에서도 당이 빠져나오고 있었다. 그러나 다니던 병원에서는 내 몸이 그 지경이 되고 아무리 힘들다고 호소를 해도 '당뇨 검사 수치: 정상'이라는 이유로 아무런 조치도 취해주지 않았다.

그러던 어느 날 자연출산센터가 있는 건물의 아파트로 이사하신 친정엄마 손에 이끌려 우연히 그곳을 방문하게 되었다. 그렇게 우연히 만나게 된 원장님은 내게 지난 일주일 간의 식단을 적어보게 하셨다. 그리고 나서 식이 상담을 해주셨다. 신기하게도 원장님이 권해주신 식단을 따르니 '방금 쪄낸 통통한 족발' 같던 내 발은 3일 만에 붓기가 쑥 빠졌고, 일주일 후 소변 검사 결과도 정상으로 돌아왔다.

이렇게 몸의 변화를 직접 겪으면서 병원을 옮기게 되었다. 몸은 임신 막달로 갈수록 좋아졌다. 목소리만 들어도 마음이 평온해지는 둘라 덕분에 좀 더 편안한 마음으로 출산을 기다릴 수 있었다. 아쉬운 점은 잠원이가 워낙 급하게 나오는 바람에 둘라와 함께 진통을 할 수 없었던 것. 원장님은 나에게 '출산의 달란트'가 있는 것 같다고 하셨다.

평화로운 출발을 한 잠원이는 처음 2~3일 동안은 배가 고파 밤중에 "얼라~얼라~" 특이한 울음소리를 내며 초보 엄마를 당황하게 만들기도 했지만, 지금은 배가 고파도 울지 않고 새끼 제비처럼 입을 짝짝 벌리며 잘도 젖을 빤다.

조리원에서 다른 산모들에게 나의 출산 얘기를 하니 다들 부러워하면서도 고개를 내저었다. 어떻게 무통 주사 없이 진통을 온전히 다 겪을 수가 있었냐고. 경험하지 못한 사람들은 절대 이해하지 못할 걸 알기에 일일이 설명은 안 하지만, 속으로는 얘기한다. 자연주의 출산은 온몸으로 진통을 다 겪는 것이 아니라 호흡과 강한 정신력, 건강한 출산에 대한 믿음으로 아기와 만나는 과정이라고……

이 모든 것을 가능하게 도와주신 원장님, 둘라, 조산사님들께 다시 한 번 감사드린다.

둘째 출산기: 몸이 기억한 출산

임신 막달 즈음에는 매일 밤 잠을 설치며 다른 사람들의 둘째 출산 후기를 찾아 읽었다.

다행히도 둘째 출산 때는 첫째 때처럼 양막이 먼저 열리지도 않았고 이슬도 없었다. 출산 리허설 때 배운 대로 진통이 올 때마다 호흡에 집중했고, 출산센터에 가서도 조산사 선생님께 본격적인 진통이 오기 전에 미리 태동 검사를 해달라는 부탁을 했다. 수중 출산 준비도 서둘러 해주시길 요청했다. 첫째 출산 때 욕조에 물이 반도 채워지기 전에 부들부들 떨며 들어갔던 기억이 있었기에……

태동 검사를 미리 요청한 이유는 보통 태동 검사는 15분 정도 실시하는데, 본격적인 진통이 오기 시작하면 누워서 가만히 있는 자세가 진통을 견디기에 더 힘들다는 것을 경험으로 알고 있었기 때문이다.

첫째 출산 때, 발에 무좀기가 있어 물에 같이 들어갈 수 없다며 자작극을 벌인 겁 많은 남편은, 이번엔 놀라우리만치 훌륭하게 둘라 역할을 해주었다. 진통 호흡시 취해야 할 이완 자세도 정확히 알고 있었고, 조산사 선생님도 없이 아기의 머리가 나왔을 때엔 나에게 짧은 호흡을 하라며 같이 '하하하하' 이끌어주기도 했다.

어찌됐든 걱정과 두려움과는 달리 몸이 첫째 출산 때의 느낌을 정확하게 기억하고 있었는데, 이는 둘째를 만나는 그 순간까지 나를 지탱해 주는 원동력이 되었다. 그뿐 아니라 출산 후 지금까지도 모유 수유와 육아에 의연하게 대처할 수 있게 해주는 '짬밥' 역할을 톡톡히 하고 있다.

첫째아이 상후(잠원이)는 순하고 남자 아이치곤 얌전한 편에 다소 소심하고 '엄마 껌딱지'도 심한 편이다. 18개월 동안 모유 수유를 했던 터라 동생이 태어나기 직전까지도 밤에는 엄마 젖을 조몰락거려야 잠이 들었다. 매일매일 점점 커지는 배 위에 손을 얹어주며 동생이 태어난다는 걸 알려주고 아기 인형을 통해 연습도 시켰지만, 막상 실제로 동생을 만나면 '엄마를 빼앗기게 된' 상황을 어찌 받아들일지 염려되었다.

그러나 나의 걱정은 기우였다. 상후는 동생을 만난 첫날부터 백일이 되어가는 지금까지 단 한 번도 동생을 질투한 적이 없다. 32개월 터울이라 스스로 이해하고 받아들이는 부분도 어느 정도 있겠지만, 나는 동생의 출산을 함께 지켜본 경험의 힘이라 믿고 있다.

밤 11시에 출산센터에 입원을 하는 바람에 나는 상후를 친정에 보냈다. 하지만 굵은 눈물을 뚝뚝 흘리며 엄마 옆에 있고 싶다고 애원하는 통에 상후는 늦은 밤에 출산센터로 왔다. 그리고 아빠와 함께 작은 둘라가 되어주었다.

막판에 물속에 들어가 진통을 견디던 엄마에게 빨대 컵으로 계속 물도 먹여주고 호흡도 같이 해주며 동생을 기다린 상후는 "엄마의 엉덩이에서 아기가 나오는"(상후의 표현) 장면을 그대로 목격했다. 집에서 산후조리를 하는 동안에는 낯선 산후 도우미 이모님을 따르며 엄마는 좀 쉬라고 문을 닫아주기도 하고, 아기가 울면 "엄마 올리 배고픈가 봐. 찌찌 주자" 하며 수유를 재촉하는 등 의젓이 행동했다.

원장님 말로는 둘째가 태어난 것을 지켜본 큰아이들은 대체로 상후와 비슷한 모습을 많이 보인다고 한다.

어쨌든 "동생이 엄마 엉덩이에서 나오는 것"을 고스란히 본 경험이 동생의 존재를 확실하게 인식하고 빨리 받아들이게 하는 데 단단히 한몫했음은 틀림없는 것 같다. 이번 출산에서 얻은 가장 크고 소중한 경험이다.

자연주의 출산을 통해 좋은 부모가 되기 위한 준비는 물론이고, 좋은 아이로 키우는 데 필요한 건전한 가치관까지 배울 수 있었던 것을 늘 감사히 여기고 있다.

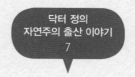
양수가 먼저 흐르는 경우

진통의 진행 중에는 여러 가지 변수가 나타난다. 모든 의학적인 상황을 다 고려할 필요는 없겠지만, 진통이 시작되기 전에 양막이 먼저 열리는 경우는 미리 알고 준비할 필요가 있다. 자연주의 출산에서는 통계적으로 다섯 명 중 한 명꼴로 이 현상이 나타나기 때문이다. 대부분 37주 이후 만삭 때 진통 시작의 한 형태로 나타나며, 때로는 양막이 열리고 진진통이 시작될 때까지 수일이 걸리기도 한다.

양수가 흐르는 것은 출산의 자연스러운 과정으로 본다. 갑자기 나타나 당황스러울 수 있지만, 색깔이 맑고 열도 없고 진통도 강하지 않다면 서두르지 않아도 된다. 양수가 흐른다면 먼저 출산 센터로 연락하고 방문하여 이후의 과정을 상의하는 것이 좋다.

대부분의 병원에서는 입원을 권고하고, 예방적 항생제를 쓰며, 촉진제 사용을 권한다. 양막이 열린 지 2~3일 뒤에는 양수가 감염될 수 있고, 이로 인해 임신부와 아기 모두가 위험해질 수 있기 때문이다. 따라서 자연주의 출산이라도 양수가 열린 뒤 자연 진통이 시작되지 않으면 항생제의 사용을 권고한다. 항생제의 부작용을 우려하는 목소리도 있지만, 의료진의 입장에서는 감염이 시작된 뒤에 치료를 시작하는 것보다 예방 목적으로 쓰는 것을 선호하게 된다.

서서히 진행되는 자연 진통을 기다리지 못해 유도 분만, 즉 촉진제를 사용하는 출산을 결정하는 경우도 있다. 반면 유도 분만이 자연 진통에 비해 산모와 아기의 스트레스를 높이며, 이것이 곧 제왕절개 분만의 가능성으로 이어진다는 이유 때문에 자연 진통을 기다리는 산모들도 늘어나는 추세이다. 실제로 이렇게 하는 것이 촉진제로 유도 분만을 하는 것보다 더 건강한 결과를 가져오기도 한다.

자연주의 출산 현장에서는 양수가 흐른 지 4~5일이 지난 뒤에도 건강한 출산을 하는 경우가 빈번하지만, 양수가 흐르고 난 뒤 자연적인 진통을 기다리는 것이 좋은지에 대해서는 여전히 논란이 있다. 따라서 자궁 경부의 진행 정도, 아기와 임신부의 건강 상태, 가족의 염려 등을 총체적으로 고려하여 결정하는 것이 좋다.

대부분의 양막 파수는 건강한 임신부가 겪을 수 있는 자연스러운 과정이다. 따라서 양막이 미리 열렸다고 해서 걱정과 염려를 하기보다, 충분한 영양과 수분 섭취를 하면서 휴식을 취하는 것이 좋다. 그렇게 하면 양수는 더 만들어지고 계속 흐르게 되어 오히려 감염을 막을 수 있다. 양막이 열리는 것을 출산의 자연스러운 현상으로 받아들이고 의료진과의 대화를 통해 자신들에게 적절한 선택을 하면 누구나 건강한 출산을 할 수 있다.

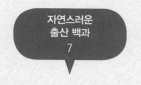

진통은 정말 참을 수 없는 고통인가?

아기를 낳는 과정에서 산모는 여러 종류의 증상을 경험한다. 자궁의 수축, 골반과 허리 및 치골에 연결된 인대가 당기는 느낌, 아기의 머리가 산도로 진입하면서 골반을 벌릴 때의 요통, 몸 근육의 긴장통, 호흡이 턱에 다다르는 느낌 등이 상황에 따라 다르게 나타난다. 진통을 '통증pain'이라고 하지 않고 '애씀labor'이라고 표현하는 이유가 여기에 있다. 아마도 그것을 어떻게 받아들이느냐에 따라 고통이 될 수도 있고 힘들지만 기쁨으로 느껴질 수도 있기 때문일 것이다.

실제 진통중에 많은 산모가 진통제를 달라고 하지만, 진통은 일반 진통제로는 조절할 수 없다. 거의 마약에 가까운 성분—마약이나 향정신성으로 분류하는 약이나 척추 마취제 등—으로 하반신을 마비시키기 전에는 아프지 않게 만들 수가 없다.

오늘날 진통에 대한 두려움이 크고 또 그것을 이겨낼 준비가 안 된 여성들 대부분이 경막외마취epidural anesthesia라는 방법을 택한다. 척추 부위에 마취제를 넣어 하반신의 감각을 차단시키는 것이다. 임신중에는 아기와 자신의 건강을 위하여 감기약 하나도 먹지 않고 버티다가, 마지막 순간에는 척추 마취제, 유도 분만제 등 많은 양의 약을 사용하는 것이다. 그 이유는 뭘까? 다른 방법이 있다는 것을 모르기 때문이다. 또한 정말 문제가 있어 아픈 것일지도 모른다는 염려 때문이다. 진통이 너무 아플 것이라는 잘못된 믿음은 참을 만한 진통도 더 크게 느껴지게 만든다.

진통은 아기가 나오기 위해 생기는 이유 있는 생리적 현상이다. 이 사실을 인지하고, 그다지 고통스럽지 않게 아기를 낳는 여성도 많다는 것을 아는 수많은 엄마들이 약에 의지하지 않고 출산을 잘해낸다. 통증을 자연스러운 것으로 받아들인다면 우리 몸은 스스로 통증을 조절하는 물질을 만들어내게 되어 있다. 마치 산에 오르거나 운동을 할 때 처음에는 여기저기 아프고 힘들지만 어느 단계에 이르면 통증은 사라지고 오히려 기쁨을 느끼는 것과 같다.

진통이 생각보다 참기 어렵다면 약물과 마취가 아닌 다른 방법을 고려해 볼 수도 있다. 리듬 있는 호흡과 함께하는 자연스러운 몸의 움직임, 자기 최면, 통증에 대한 저항력과 면역력 키우기, 운동을 통한 체력 증진, 주변의 도움과 지지, 산책, 샤워나 목욕, 전문 출산 동반자들의 다양한 테크닉, 피부 신경을 자극해 엔도르핀을 분비시키는 라이트터치 마사지, 수중 출산 등 진통을 줄여줄 자연적인 방법은 많다.

그중에서도 특히 효과가 큰 것은 스킨십을 통한 남편의 지지이다. 어머니의 약손을 생각해 보면 이해하기가 쉬울 것이다. 사랑과 진심이 담긴 터치에 진통 효과가 있다는 것을 우리는 삶에서 매일 발견한다. 사랑은 추상적인 것이 아니다. 특별히 임신, 진통, 출산에서의 사랑은 매우 구체적이고도 과학적이다. 사랑을 받을 때 사람의 몸에서 긍정과 이완의 호르몬이 분비되기 때문이다. 이러한 노력을 충분히 했는데도 통증 조절이 안 되면 그때 무통 분만을 선택해도 늦지 않다.

출산의 과정을 덜 고통스럽게 보내려면 B(호흡, Breathing), N(영양, Nutrition), R(이완, Relaxation) 훈련을 잘할 것을 권한다. 임신 기간 동안 BNR 훈련을 잘한 산모는 그렇지 않은 산모에 비해 자연주의 출산을 잘할 가능성이 훨씬 높다. 노력과 준비를 한다는 것만으로도 고통에 대한 두려움을 이미 이겨냈다고 볼 수 있다.

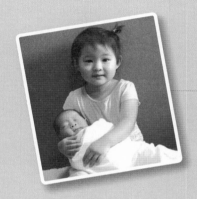

트라우마를 딛고

개똥이네 | 조예경

"응애~!"
아가의 첫 인사에 모두가 귀를 기울입니다.
아가가 전하는 생명의 에너지가
온 세상에 환하게 퍼집니다.

자연주의 출산에 대한 반감

나에게는 출산에 대한 트라우마가 있다. 첫째 별이(태명)의 예정일 사흘 전인 7월 28일, 양막이 먼저 열려 양수가 흐르고 진통을 겪다가 병원에 가니 자궁 문이 2센티미터가 열렸단다. 항생제를 맞고 진통한 지 사흘째 되는 날 별이 위치가 안 좋아 허리가 끊어지는 듯한 고통을 겪고 다리를 올렸다 내렸다를 반복했다.

겨우 허리 통증에서 벗어났다 싶었더니 진통의 강도가 세졌고, 별이가 내려오는 와중에 골반에 끼고 말았다. 진행은 느리고 고통은 최고조에 달해, 결국 자궁 문이 다 열렸음에도 무통 주사를 맞았다. 주사 기운이 풀릴 때쯤 다시 찾아온 진통으로 두려움에 휩싸인 나머지, 나는 결국 수술대 위에 올라갔다. 7월 31일 밤 11시가 넘은 시각, 첫째 별이는 그렇게 태어났다. 수술을 외치던 내 뒤에서 흐느껴 울던 남편의 모습이 잊히지 않는다.

자연주의 출산을 준비했던 우리에게 항생제, 무통 주사, 그리고 제왕절개를 하기까지 많은 상처가 생겼고, 자연주의 출산에 대한 반감이 생겨버렸다. 정말 모든 엄마들이 자연주의 출산이 가능한 것인지, 의료진은 엄마의 골반 상태나 아기의 크기 등에 대한 변수를 왜 설명해 주지 않은 것인지 생각하면 화가 났다. 출산에 대한 기억을 하면 우울해지고 눈물이 났다.

둘째 출산, 브이백으로

첫째를 난산으로 수술해서 낳았으니 당연히 둘째 개똥이도 수술을 해야 한다고 생각했다.('개똥이'를 태명으로 짓게 된 것은 중간에 우리에게 왔다가 뱃속에서 9주밖에 못 채우고 하늘나라로 간 '하이'(태명) 때문이다. 뱃속에서 오래오래 건강하게 있다가 주수에 맞게 나오라는 의미로 개똥이로 지었다.) 브이백VBAC(제왕절개 이후의 자연 분만)은 다들 위험하다고 하니 이번 생에서 자연주의 출산이나 자연 분만은 없는 것으로 잠정 결론을 내렸다.

그 와중에 청천벽력 같은 소식을 들었다. 임신성 당뇨! 진단을 받은 뒤에는 나름 식단을 조절하고 운동도 열심히 했다. 운동을 하면서도 잘 잡히지 않는 혈당 때문에 울컥하고 우울한 날이 많았지만, 오히려 이번 기회에 평생 건강한 생활 습관을 가질 수 있을 거라고 스스로를 위로했다. 그때부터 식단을 더욱 엄격하게 조절하고, 걷기도 열심히 했다.

막달에 확인해 보니 임신 전 몸무게보다 6킬로그램이 늘어 있었다. 개똥이가 주수에 맞게 잘 자라주고 관리를 잘한 덕분이라는 생각에 출산에 대한 자신감이 커지면서, 다시금 질식 분만에 대한 욕심이 생겼다. 질식 분만을 하게 되면 아기가 산도를 통과하면서 면역 샤워를 하게 된다고 들었다. 첫째에게 주지 못한 선물을 주고 싶어 어렵게 브이백을 결심했다.

브이백을 결심하고 기존에 다니던 산부인과에 의뢰서를 받으러 가니 개똥이의 위치가 횡위 혹은 사위라고 했다. 엄마의 몸과 직각을 이뤄 옆으로 누워 있다는 것. 위치를 잘 잡지 못하면 수술시에도 위험할 수 있단다. 다시 한 번 시련이 찾아왔다. 그렇지만 아직 주수가 남아 있었고, 개똥이가 위치를 잘 잡아줄 거란 믿음이 있었다. 계속 개똥이에게 "개똥아, 위치 제대로 잡아서 엄마가 순산할 수 있게 도와줘"라고 외쳤다. 그렇게 2주 뒤 다시 찾은 산부인과에서 다행히 위치를 제대로 잡았다는 반가운 소식을 들었다.

마침내 32주차에 나는 브이백 권위자가 있다는 종합 병원을 찾아갔다. 브이백 결심을 전하고 검사를 한 뒤 의사 선생님으로부터 희망적인 메시지를 들었다. 첫째 때 이미 진통을 겪었고 자궁 문이 다 열린 상태였으면 두 번째 출산은 진행이 더 수월할 수 있다고 했다. 내 자궁벽 두께가 브이백이 가능할 만큼 두껍다고 하시며, 36주차에 와서 혹시나 모를 위급 상황에 대비한 검사 및 준비를 해두자고 했다. 브이백은 매우 희망적이었고, 의사 선생님은 분만실을 미리 둘러보고 돌아가라고 했다. 외래 진료가 끝나고 분만실로 가는데 문득 캥거루 케어가 가능한지 궁금해 안내해 주던 간호사에게 물었다.

"브이백 성공하면 아기를 낳고 안아볼 수 있나요?"

"네, 잠깐은요. 아기 체온 때문에 잠깐만 안아보게 해드리고 데려가요."

그때 갑자기 머리가 멍해졌다. 내가 진정 위험을 무릅쓰고 원했던 게 단순 질식 분만이었나? 성공한다 해도 아쉬운 마음이 들 것 같은 건 왜일까? 다시 한번 스스로에게 질문했다.

집으로 돌아와 첫째 때 자연주의 출산을 결심하게 만들었던 'SBS 스페셜—아기 어떻게 낳을까'를 다시 찾아보았다. 그 순간 내 속에 꼭꼭 숨겨두었던, 아쉬움의 울음이 터져버렸다. 내 반감 때문에 의식적으로 멀리했을 뿐, 내가 진정 바랐던 건 다시 생각해도 자연주의 출산이라는 걸 알았다. 자연주의 출산에 대해 다시 진지하게 생각하기 시작했다. 내가 질식 분만이 아닌 자연주의 출산을 고집한 이유는 단순히 회음부 절개나 관장, 제모를 피하기 위함보다 캥거루 케어, 즉 아기와의 본딩bonding을 원해서였다. 설사 둘째도 오랜 시간 진통을 겪고 또 진행이 잘 안 되어 수술을 하게 될지라도, 이 아기가 세상에 나와 안정을 찾고 교감할 사람은 나와 아빠여야 한다는 것, 그게 내가 바라는 출산이었다.

36주, 병원을 옮기다

남편에게 내 생각을 담담하게 이야기했다. 자연주의 출산에 대한 반감으로 가득 차 있을 거라는 내 착각과는 달리 남편은 자연주의 출산을 지지하겠다고 했다. 그러면서 이번에 정말 성공한다면 기뻐서 눈물이 날 것 같다고 했다. 남편의 그 한 마디가 결심을 확고하게 해줬다. 기필코 성공해서 이 사람을 기쁘게 해줘야겠다, 평생 잊을 수 없는 선물을 해줘야겠다 다짐하게 되었다. 그래서 난 늦은 36주차에 병원을 옮겨 메디플라워로 향했다.

시간이 얼마 없었다. 아빠와 함께 교육을 들어야 했고, 브이백을 위한 준비를 해야 했다. 혹시 모를 응급 상황을 대비해 수혈할 수 있는 혈액도 준비해 뒀다. 《자연스러운 탄생을 위한 출산 동반자 가이드》라는 책을 읽으면서 브이백은 무조건 위험하다는 편견과 두려움을 어느 정도 떨칠 수 있었고, 외래에서 정 원장님으로부터 브이백에 대해 상세한 설명을 들은 후로는 남편도 걱정을 덜어낸 듯했다.

자연주의 출산을 결심하고 교육을 받으면서 다시 한 번 내 결심이 옳았다는 걸 확신할 수 있었던 것은 둘째가 엄마 뱃속에서 나오는 것을 첫째도 함께 봐야 한다는 얘기를 들었을 때였다. 가족이 생기는 것에 대해 자연스럽게 받아들일 수 있도록 첫째도 출산 현장에 함께 있어야 한다며 원장님부터 조산사, 둘라 모두가 같은 목소리를 내줬다. 출산 전 아기가 나오는 과정을 설명해 놓은 동화책을 추천해 주셔서 첫째에게 동화책을 사서 읽고 또 읽어줬다. 그렇게 개똥이를 맞을 모든 준비를 마쳤다.

만남을 준비하다

예정일은 8월 14일. 둘째는 보통 일찍 나온다는데 8월 4일까지 아무 소식이 없다. 그러다 아침에 구토가 나오고 불규칙하게 배가 아파왔다. 진통 간격을 재보니 제각각이었다. 관장약을 먹은 것처럼 하루 종일 화장실에서 물변을 봤다. 입맛은 하나도 없고 기운도 없다. 교육 때 들었던 자연 관장인가 보다 했다. 조산사와 통화하니 바로 진진통이 올 수 있다며 준비하라고 했다. 진진통이 오면 택시를 타고 바로 병원에 갈 생각으로 첫째를 어린이집에 보내지 않았다. 하루 종일 긴장 상태로 보냈지만 진통은 오지 않았다.

8월 7일, 이슬이 나왔다. 요 근래 투명한 분비물만 나오다가 갈색이 섞인 분비물이 나온 건 처음이었다. 조산사에게 사진을 찍어 보내니 이슬이 맞는 것 같다고 했다. 양수가 먼저 나오지 않은 것에 감사했지만 이슬이 비치고도 양수가 나올 수 있다는 글을 보고 긴장을 늦추면 안 되겠다 싶었다. 그 뒤로도 며칠간 연한 핏빛의 분비물이 세 번 비쳤지만 진통은 오지 않았다.

8월 10일 새벽에 진통이 왔다. 하지만 두 시간 정도 잠을 설칠 정도였고, 다음 날 아침 멀쩡하게 일어났다. 가진통이구나. 이미 진통을 겪어봤기에 진통에 대한 두려움이 있었다. 그렇지만 뱃속에서 너무 오랜 시간을 있어 아기가 커지고,

그 결과 난산으로 이어질까봐 더 두려웠다. 그래서 되도록 빨리 진통이 오기를 바랐다.

옥시토신 촉진+찜닭의 콜라보레이션으로 진통 시작

8월 11일, 잠 잘 시간도 없이 일에 시달리던 남편이 오랜만에 시간이 났다. 8월 16일부터 3주간 지방 출장이 잡혀 있었기에 그 전에 진통이 오고 출산을 했으면 좋겠단 바람이 있었다. 남편도 같은 바람이었기에 우리는 출산 촉진을 위해 유두 자극을 해보자고 했고, 덕분에 오랜만에 에로틱(?)한 시간을 보내고 나서 그동안 너무너무 먹고 싶었던 찜닭을 먹으러 홍대 쪽으로 향했다. 개똥이 나오기 전 마지막 만찬이라고 우스갯소리를 하며 기분 좋게 찜닭을 해치우고 오후 3시 우유 빙수를 먹으러 디저트 카페로 향하는데 차 안에서 아래가 조여오는 진통이 느껴졌다. 주차를 하고 카페로 들어서기까지 40초 정도 지속되는 진통이 두 번 느껴졌다.

남편이 혹시 모르니 진통 어플을 켜고 체크해 보자고 했다. 디저트를 주문하고 먹기 시작하는데 약 8분 간격으로 진통이 왔다가 갔다. 주기적으로 오는 걸 보니 진통이 맞는 것 같아 조산사 선생님께 연락했다. 조산사 선생님은 집에 가서 출산 가방을 싸고 첫째를 준비시킨 뒤 5분 간격으로 진통이 오면 다시 연락을 달라고 했다. 부랴부랴 집에 가니 4시 30분. 오후 6시 10분쯤 되니 진통은 5분 간격에 30~40초 정도씩 지속되었는데 참을 만했다. 그러다 마지막으로 진한 피가 섞인 이슬이 비쳤다.

8시에 남편, 첫째와 함께 출산센터에 도착했다. 진통은 여전히 5분 간격이었으나 그 강도는 좀 더 세졌다. 바로 입원하여 아기 태동 및 심박동을 체크했다. 조산사가 내진을 원하는지 물었다. 둘째는 이미 조금 열린 상태에서 진행된다는 말을 많이 들어서 얼마나 열렸는지 궁금해 내진을 해달라고 했다. 첫 번째 내진에서 많이 열려 있다고 하면 진통을 참을 수 있는 힘이 생길 것 같았다. 내진 결과 4센티미터 정도 열렸다고 한다. 그리 많이 아프지 않았는데 벌써 4센티미터라니 희망이 보였다.

많이 아픈 상태는 아니었으므로 남편에게 저녁 식사를 하고 오라고 한 뒤, 둘라 선생님과 함께 출산센터와 산부인과 안을 걷기 시작했다. 산부인과 쪽을 걸으면서 둘라에게 첫째 때의 트라우마에 대해 이야기하고 이번엔 꼭 성공하고 싶다고, 도와달라고 했다. 둘라가 나의 심리 상태와 심정을 잘 이해할수록 내가 큰 도움을 받을 수 있다는 문구를 책에서 본 기억이 났기 때문이다.

본격 진통의 시작

걷다가 아프면 둘라에게 몸을 의지해 호흡하고 진통이 지나가면 다시 걸었다. 그렇게 걷고 쉬고를 반복하다가 11시부터 2~3분 간격으로 진통이 오기 시작했다. 허리가 조금씩 아파와 걷다가 진통이 오면 남편에게 의지해 호흡을 했고, 그때마다 둘라가 내 호흡에 맞춰 허리를 눌러주었다. 첫째 때 진통은 주로 누워서 했는데 둘째 때는 많이 걸으려 노력했다. 내가 많이 걸어줘야 개똥이가 중력을 받아 아래로 내려오기가 수월할 수 있으리라 생각했다. 그래서 앉아 있기보다는 서서 몸을 흔들거나 걷기를 반복했다.

12시가 되니 자궁 문이 6센티미터 열렸단다. 진통은 여전히 2~3분 간격이었지만 1분 이상 지속되는 듯했다. 그래도 호흡으로 어느 정도 진통을 보낼 수 있었다. 허리가 계속 아파 남편과 둘라에게 진통이 올 때마다 허리를 눌러달라고 부탁했다. 허리를 눌러줄 남편과 둘라가 있어 얼마나 다행인지. 만약 한 명만 있었다면 얼마나 힘들었을까? 지금 생각해도 둘라와 함께하길 참 잘한 것 같다.

새벽 1시, 진통이 점차 더 심해지고 얼굴과 몸에 땀이 맺히기 시작했다. 더 이상 걷기도 힘들어 짐볼에 기대 진통을 해보기도 하고, 방에 있는 손잡이를 잡고 이리저리 몸을 흔들어보기도 했다. 샤워를 하면 훨씬 나을 거라는 둘라의 말에 욕실로 들어갔다. 샤워를 하는 동안 진통은 확실히 많이 경감되었다. 물을 틀어놓고 선 상태에서도 진통이 올 때는 벽을 잡고 기마 자세로 몸을 계속 흔들었다. 샤워를 하며 진통을 보내니 버티기가 조금은 수월했다. 약 20분간 샤워를 하고 나오니 새롭게 시작할 힘이 생긴 듯했다. 그래서 출산센터를 다시 걷기 시작했다.

새벽 3시, 진통은 더 심해졌고 피로가 극에 달했다. 그렇게 아픈 와중에도 진통을 보내고 나면 중간중간 졸음이 몰려왔다. 진통이 올 때마다 자연주의 출산을 선택한 것이 후회가 됐다. 내가 이 고생을 왜 하겠다고 했는지…… 남편에게 못 참겠다고, 수술하고 싶다고 말하고 싶은 마음이 간절했지만, 진통 전 남편과 서로 수술하자는 이야기는 절대 꺼내지 말자고 다짐하던 순간이 떠올랐다. 수술 가능성을 높이는 무통 주사도 맞지 말자고 했었다. 출산 계획서에 "어떤 약물도 쓰지 않겠습니다"에 표시하던 내 모습도 떠올랐다. '무통'과 '수술'이라는 단어를 꾹 누르며 진통을 보냈고, 마침내 4시가 되었다. 자궁 문이 다 열렸단다. 이렇게 고통스러워야 다 열렸던 걸 왜 기억하지 못했을까……

문제는 아기가 아직 내려오지 않고 있다는 것. 결국 양수를 터뜨려보기로 했다. 양수가 나오면서 아기가 아래로 밀려 내려오는 경우가 많단다. 결국 다음 진통에 힘을 주고 양수를 터뜨리니 아기가 조금 내려왔다. 그러나 더 이상의 진전은 없었다. 2분 간격으로 진통이 오기 시작했고, 지속 시간도 약 1분 30초가 넘는 듯한 느낌이었다. 정신이 혼미해지고 눈을 뜰 수 없을 정도의 진통으로 숨이 막혔다.

남편과 둘라에게 계속 걷고 싶다고 말했다. 센터를 걸으며 몇 발자국 못 가 한참 동안 진통하고 쉬고를 반복하다 보니 땀범벅이 되었다. 진통이 극도로 심해지고 허리가 끊어질 듯 아파왔다. 첫째 때의 트라우마가 떠오르며 두려워지기 시작했다. 이런 허리 통증은 배가 아픈 것보다 몇 배로 더 참기 힘들었기에 정말 포기하고 싶어졌다.

5시, 둘라에게 결국 조산사를 불러달라고 했다. 더 이상 못 참을 것 같았고, 진행 상황을 알고 싶었다. 왜 이렇게 허리가 끊어질 것 같은지, 이 통증은 언제 벗어날 수 있는지 답답했다.

골반에 낀 개똥이

급히 달려온 조산사에게 내진을 부탁했다. 조산사는 굳은 표정으로, 아기가 골반에 끼여 있다고 말했다. 골반에 끼여 있는 개똥이를 내가 어떻게 도와줄 수 있을까 생각했다. 이미 체력적으로 한계가 왔기에 더 이상 걸을 수는 없었다. 그래서 방에 있는 손잡이를 잡고 몸을 양쪽으로 흔들기 시작했다. 둘라가 두 번째 샤워를 제안했다. 변기에 앉아서 한참 진통을 하다가 겨우 샤워기 쪽으로 갔다. 더운물은 숨이 막혀서 미지근한 물을 틀어놓고 등에 물을 맞으며 벽을 잡고 계속 엉거주춤한 상태에서 양 옆으로 흔들며 또 20분을 보냈다.

나중에 남편에게 들었지만, 5시에 조산사가 골반에 끼여 있는 아기를 보고는 남편을 잠깐 불러냈다고 한다. 아기가 골반에 낀 채로 얼마나 지체될지 모른다고. 몇 시간이 될지, 며칠이 될지 알 수 없다고. 극도의 고통에 신음하는 내 모습을 보고 있던 남편 또한 괴로웠고, 첫째 때의 경험을 상기하며 남편은 결국 수술에 대해 물었다고 한다. 브이백인데 이런 경우 수술이 가능한지, 수술했을 때 더 위험한 상황이 되진 않는지…… 조산사는 특별히 위험한 부분은 없다고, 다른 방법이 없냐는 남편의 물음에는 아기는 결국 내려오긴 할 거라고 했단다. 그 길밖엔 없기 때문에.

그 말에 일단 한 시간만 지켜보자고 둘이 잠정적 결론을 내렸다고 한다. 한 시간 후에도 별다른 진전이 없다면 남편은 나에게 수술을 하자고 이야기했을 것이다.

골반 통과!

5시 45분, 진통의 강도는 더욱더 세졌고, 변의가 느껴지기 시작했다. 그나마 다행은 허리 통증이 많이 없어졌다는 것. 조산사는 허리 통증이 좀 나아졌다고 하자 희망적이라는 듯 내진을 해보자고 했다. 내진을 한 뒤 조산사가 놀라는 표정으로 아기가 골반을 거의 빠져나왔다고 했다. 둘라에게 산모가 어떻게 진통을 보냈냐고 물었고, 손잡이를 잡고 기마 자세로 흔들며 진통을 보냈다고 하니 계속 그렇게 진통하는 게 좋겠다고 이야기했다.

골반을 빠져나왔다니 이제 거의 다 왔구나. 조금만 버티면 개똥이를 볼 수 있겠구나…… 진통은 더 심해졌어도 정신적으론 버틸 수 있는 힘이 생겼다. 그 와중에 둘라에게 도대체 어떤 느낌이 들어야 아기가 나오는 거냐고 물었다. 이미 변의는 느껴졌는데 이외에 어떤 느낌이 더 들어야 하는지 답답했다. 둘라는 진통이 올 때 아래에 힘이 들어가면 된다고 했다. 그게 어떤 건지, 첫째 때 수술한 나로서는 알 수가 없었다.

진통이 극에 달해 거의 1분 간격으로 쉴 새 없이 진통이 오기 시작하자 소리를 지르기 시작했다. 호흡 자체가 불가능했고, 소리를 질러야만 그나마 진통을 보낼 수 있을 것 같았다. 옆방 아가들과 산모들에게 미안했지만 다른 방법이 없었다. 진통이 올 때마다 기차가 전속력을 다해 내 아랫배를 밟고 지나가는 느낌이 들었으니까.

그러다 점차 아래로 힘이 가기 시작했다.

아침 9시 30분경이 되자, 아래 힘을 주면 금방이라도 뭔가 쏟아질 것 같은 느낌이 들었다. 조산사가 방으로 들어오더니, 손잡이에 매달려 흔들거리는 내 두 다리 아래로 거울을 두고는 속옷을 벗어보라고 했다. 그런 다음 진통이 올 때 손잡이를 잡고 쪼그려 앉아보라고 했다. 진통이 오고 뭔가 쏟아져 내려올 것 같은 느낌이 들어 확 쪼그려 앉았다. 그랬더니 아기 머리가 보인단다. 남편도 옆에서 거울에 비치는 개똥이의 머리를 보았다.

그때부터 조산사는 서두르기 시작했다. 센터에 있던 조산사 및 의료진들이 모였고 출산 의자가 등장했다. 의자 아래에 패드가 깔렸고 의료 장비들이 세팅되었다. 옷을 벗어야 한다는 말에 창피함도 모르고 입고 있던 원피스를 단번에 벗어버리고 출산 의자에 앉았다. 이 고통에서 벗어날 수 있다면 무엇이든 고분고분 할 수 있을 것 같았다. 출산 의자는 성인 사이즈에 맞춰진 휴대용 아기 변기처럼 생겼던 것 같다. 내가 쪼그려 앉을 수 있었고, 양 손에 쥐고 힘을 줄 수 있는 길쭉한 손잡이가 달려 있었다. 진통이 오면 그 손잡이를 앞으로 당기면서 아래로 힘을 주라고 했다.

세 번 힘 주고 출산!

담당 조산사가 "출산입니다"라고 외친다. 그 말에 이제 정말 나오나 싶었다. 진통이 한 번 왔다 가고 두 번째 왔을 때 있는 힘껏 힘을 주니 아래가 뜨겁게 타는 느낌이 들었다. 남편이 급하게 장갑을 낀다. 그리고 한 번 더 힘을 줬다. 뜨거운 덩어리 같은 것이 훅 빠져 나오는 느낌이 들었다. 남편이 개똥이를 받아 안아 조산사에게 안기고, 조산사는 다시 나에게 안겨주었다. 개똥이가 나에게 안긴 것이다. 개똥이가 힘차게 울기 시작했다. 내 아기가 내 가슴에 안겨서 울고 있었다.

멀쩡한 정신으로 내 아기를 안아보고 싶다는 바람이 이루어진 감동적인 순간, 고통에서 벗어난 나는 이루 말할 수 없는 기쁨과 안도감에 휩싸였다. 아기는 건강하고 나 역시 건강하다. 깊은 안도의 한숨을 내쉬었다. 기뻐서 웃고 싶었고 너무 행복해서 울고 싶었다. 그렇게 출산 의자에 앉은 채로 아기를 안고 몇 분 있다가 침대로 자리를 옮겼다. 내가 먼저 눕고 개똥이가 내 가슴 위에 엎어졌다. 개똥이에게 고생했다고, 무사히 나와줘서 고맙다고 인사했다.

내 심장 소리를 들으며 개똥이는 그렇게 내 가슴 위에 누워 있었고, 난 그런 개똥이를 꼭 안아주었다. 따뜻했다. 남편 또한 입맞춤을 하며 고생했다고 말해준다. 첫째 하윤이가 개똥이를 보며 "안녕" 인사한다. 그렇게 한참 개똥이를 안고 있을 때 후처치를 위해 의사 선생님이 들어오셨다. 후처치를 하는 동안 남편 또한 캥거루 케어를 위해 웃통을 벗고 개똥이를 안았다. 그 모습이 얼마나 행복해 보였는지 눈물이 흘렀다. 이런 기쁨을 함께할 수 있다는 것이 꿈같았다. 진통을 함께 해준 남편에게 고마웠다. 우린 전쟁을 함께 치른 전우 같았다.

연꽃 출산

교육 때 들은 연꽃 출산이 하고 싶어 부랴부랴 대나무 바구니를 사려고 알아봤었다. 겨우 구입해서 천일염과 함께 챙겨놨는데 차에 두고 가져오지 못했다. 개똥이는 태어나고 약 여덟 시간 동안 탯줄과 태반이 이어진 채로 숨을 쉬었다.(태반이 패드에 감싸져서 봉투에 담긴 채로) 내가 상상한 멋있는 연꽃 출산의 모습은 아니지만, 개똥이가 세상에 나온 뒤에도 태맥은 몇 시간 동안 미약하게나마 뛰고 있었고 개똥이는 태반에 있던 영양분들을 공급받았다. 배꼽이 떨어질 때까지 더 길게, 오래 이어주고 싶었지만, 젖을 물리고 기저귀를 갈아주기가 불편해서 약 여덟 시간 정도 뒤에 남편과 첫째가 탯줄을 자를 수 있도록 해줬다.

출산을 마치고

나중에 조산사가 이야기하기를 내 골반이 너무 좁은 것이 걱정되었다고 한다. 사실 첫째 때 자연주의 출산을 못한 것이 내 골반이 너무 좁아서는 아닌지 의심을 했었다. 그래서 이번에 브이백을 결정하고 정 원장님께 첫째 때의 실패 요인이 무엇인지 물으니, 여러 변수가 있을 수 있지만 어디까지나 제일 중요한 것은 산모의 의지라고 답변을 해주셨다. 만약 그때 원장님이 내 골반이 너무 좁아서 출산이 어려울 수 있다고 했더라면 난 아마 브이백을 선택하지 않았을 것이다. 때로는 모르는 게 약이란 말이 맞는 것 같다.

임신성 당뇨, 브이백, 그리고 자연주의 출산…… 둘째를 임신하고 출산을 하기까지 많은 우여곡절이 있었다. 그러나 시간이 흐른 지금도 그날을 생각하면 설레고 행복하다. 아팠던 기억은 점점 사라지고 행복했던 기억만 계속 남는다. 그래서 셋째, 넷째를 낳나 보다.

이렇게 후기를 작성하고 보니 나를 지지해 줬던 사람들이 머릿속을 스쳐지나간다. 브이백으로 자연주의 출산을 성공할 수 있게 지지해 준 남편, 36주차 늦은 결심에도 나를 받아주고 용기를 주신 정환욱 원장님, 나에게 적합한 출산 방법을 시기적절하게 적용해 주신 조도란 조산사 선생님, 밤새 몸과 마음을 다해 진통을 함께 견뎌준 강은경 둘라 선생님, 엄마가 진통하는 동안 얌전히 잘 있어 준 첫째 하윤이와 하윤이를 돌봐준 언니에게 이 자리를 빌려 진심으로 감사 인사를 전한다.

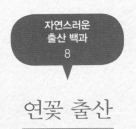

연꽃 출산

태반을 폐기 처리하거나 다른 용도로 사용하지 않고 그대로 놔두면 부패하지 않고 그대로 '미라화'된다. 자연주의 출산 환경에서 아기 출생 직후—의학적으로 꼭 분리해야 할 경우가 아니라면—탯줄을 자르지 않고 태반이 말라 탯줄이 저절로 떨어질 때까지 아기와 함께 두는 것을 연꽃 출산이라고 한다. 아기와 태반의 혈액 순환이 완전히 멈출 때까지 놔두고 관찰한다는 뜻이다. 태반이 마르면 연꽃처럼 보인다고 해서 이렇게 불리게 되었다. 유럽이나 미국에서 건강한 아기를 엄마와 분리하지 않기 위한 가장 자연적인 방법이라고 알려지면서 관심을 끌고 있다.

그러나 우리나라에서는 대부분의 엄마들에게 연꽃 출산이 생소한 개념이다. 우리나라에서는 "아기를 낳으면 바로 탯줄을 자른다"는 독특한 문화가 고착되어 있기 때문이다. 분만 후 아기는 신생아실로, 엄마는 회복실을 거쳐 일반 병실로 이동하는 병원 분만 환경에서는 분리된 아기를 엄마가 아닌 누군가(신생아실 간호사 등) 대신 돌봐주게 되어 있다. 그러다 보니 태어나자마자 피와 양수 또는 태변이 묻은 아기를 씻기고 관리할 필요를 느끼게 되었다. 이런 이유 때문에 대부분의 병원에서 낳자마자 탯줄을 기구 두 개로 묶은 뒤 가운데를 잘라내서 엄마와 아기를 즉시 분리하는 것이다. 이런 방법이 의학적으로 정착하면서 탯줄은 빨리 잘라야 아기가 건강하다는 것이 상식처럼 되어버렸다.

정말 아기의 탯줄을 늦게 자르거나 그대로 놔두면 문제가 될까? 자연주의 출산 환경에서는 출생 직후 아기를 엄마의 가슴과 배에 놓아 애착 형성을 하게 하며, 양수를 닦고 호흡을 도와준다. 탯줄을 자르는 것은 서두르지 않는다. 실제로 건강한 아기라도 첫 호흡을 하는 데 1~2분 정도가 걸리는데, 그 사이 아직 태반으로 엄마와 연결된 아기가 엄마로부터 혈액을 공급받는 것은 자연스러운 일이다.

연꽃 출산의 가장 큰 장점은 엄마와 아기를 떨어뜨리지 않는다는 것, 즉 안정적 애착 형성과 모유 수유를 즉시 할 수 있는 환경을 극대화할 수 있다는 것이다. 아기를 신생아실에서 관리하는 환경에서는 태반을 아기와 함께 보내기가 쉽지 않다. 또 다른 장점은 아기에게 감염의 위험을 최소화한다는 것이다. 탯줄은 아기의 심장으로 바로 연결된다. 만약 감염 위험이 높은 환경에서 아기가 태어났다면 탯줄을 자르지 않는 것이 더 안전하다.

탯줄을 그대로 놔두면 공기 중에서 더 빠르게 건조되어, 배꼽에 염증 없이 태반이 자연스럽게 빨리 떨어진다는 장점도 있다. 임신 초기의 임신낭에서부터 시작해 아기가 스스로 호흡하고 젖을 빨기 전까지 아기에게 산소와 영양분을 공급해 주는, 즉 생명을 유지하게 해주는 가장 중요한 기관이 태반이다. 빨리 분리해서 버려야 할 폐기물이 아니기 때문에 산모가 원하는 경우 적절한 의료 절차에 따라 아기와 함께 집으로 가져갈 수도 있다. 태반을 바람에 말리면 썩는 대신 '미라화'되면서 꿀과 벌이 날아든다.

연꽃 출산을 할 때는 주의할 점이 있다. 첫째, 모든 의료진(의사뿐 아니라 조산사도)이 연꽃 출산을 지지하지는 않는다는 것을 알고 사전에 충분히 상의를 해야 한다. 둘째, 아기에게 심폐소생술을 적극적으로 하거나 산소 치료 등을 해야 할 때 혹은 엄마가 탈진하였거나 출혈 등으로 치료를 받아야 할 때, 의료진의 권고에 따라 탯줄을 빨리 자를 수 있다. 탯줄을 늦게 자르는 경우 탯줄을 바로 자른 아기에 비해 혈액 수치와 생리적 황달(병리적 황달이 아니고) 수치가 차이를 보일 수도 있다. 그러나 이로 인해 핵황달이 더 올라간다는 보고는 없다.

연꽃 출산이 산과학이나 의학의 검증을 완전히 받은 것은 아니며, 그렇다고 의학적으로 문제가 있다고 증명된 바도 없다. 연꽃 출산의 장단점 또한 향후 더 연구되어야 할 과제이다. 따라서 오늘날 병원 분만 교육을 받은 의사나 조산사에게 연꽃 출산이 선뜻 지지받기는 쉽지 않을 것이다.

자연주의 출산에서도 연꽃 출산은 필수가 아니다. 다만 엄마와 아기가 떨어지지 않게 한다는 점에서 자연주의 출산을 가장 잘 설명하는 하나의 '상징'임은 분명하다. 자연주의 출산을 해온 그동안의 내 경험을 보았을 때 연꽃 출산을 한 아기와 엄마가 모두 건강하다는 것 또한 틀림없는 사실이다.

부부가 함께한,
세상에서 가장 소중한 순간

코비와 한음이네 | 박은혜·배우 정상훈

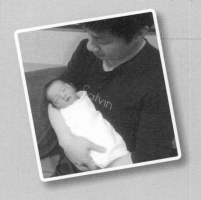

잠시 쉬어가면 어떻고 조금 에둘러 가면 또 어떤가요?
지름길로 가는 것도 좋지만, 아름다운 세상을
하나하나 눈에 담으며 천천히 가도 괜찮을 겁니다.
내 아기의 걸음도 그럴 겁니다.

어떻게 출산할까?

첫째 임신 소식을 접했을 때가 엊그제 같은데 큰아이가 벌써 네 살이 되었고, 열심히 '형아'를 따라다니는 둘째도 어느덧 세 살이 되었다. 두 아이 덕분에 요즘은 하루하루 판타스틱한 날들을 보내고 있다. 그러느라 출산에 대한 기억도 조금씩 가물가물해지는데, 가만 생각해 보면 내 생애 가장 감동적인 순간이 그때가 아니었나 싶다.

첫아이를 임신했을 때, 비슷한 시기에 임신한 지인 한 분이 물었다.

"은혜 씨, 어떻게 출산하고 싶어요?"

한 번도 생각해 본 적이 없는 질문이었다. 그런 내게 그분은 자기가 생각하는 출산의 모습을 들려주었다.

"저는 아기를 낳을 때 노래를 틀어놓고 싶고, 춤도 추고 싶고, 촛불도 켜놓고 싶고…… 하고 싶은 것이 정말 많아요."

너무나 놀라웠다. 어떻게 저런 생각을 할 수 있지? 그리고 나도 한번 생각해 보았다. 어떻게 출산을 하면 행복할까? 그러던 어느 날 우연찮게 'SBS 스페셜'에서 자연주의 출산에 대해 소개하는 것을 보게 되었고, 나도 자연주의 출산을 하고 싶다는 바람을 갖게 되었다. 그 지인을 통해 히프노버딩 강의를 소개받고 나서는 자연주의 출산을 하겠다는 결심이 더욱 확고해졌다.

하지만 쉬운 건 없었다. 출산은 엄마와 아빠가 함께 하는 것이라며 남편과 부모님을 설득해야 했고, 아기의 아빠도 미리 출산 교육을 받아야 한다는 점을 이해시켜야 했다. 남편은 처음엔 거의 반강제로 끌려가다시피 했다. 그렇게 우리는 함께 아기 만날 준비를 시작했다.

남편과 나는 매주 빠짐없이 산전 교육에 참여했고, 출산에 필요한 자세와 이완 방법 등을 하나하나 배워나갔다. 직업이 배우여서인지 남편은 호흡이나 이완에 대한 이해가 빨랐고, 그런 면에서 남편은 내게 큰 도움이 되었다.

우리는 지인의 소개로 조산원을 미리 방문해 출산 리허설도 하고, 만일의 상황이 생겼을 때 후송될, 조산원과 연계된 대학 병원도 찾아가 보았다. 이렇게 우리는 부모 되기를 준비하면서 산모와 아기를 위해 더 나은 방법을 신중하게 고민하고, 가장 좋은 방법을 스스로 선택해 나아갔다.

'모든 준비가 끝났다. 이제 기다리기만 하면 되는구나'라고 생각하던 찰나! 병원에서 수술을 권유하였다.

"아기가 역아逆兒라 자연 분만, 자연 출산은 어렵습니다."

사실 수업을 들을 때까지만 해도 역아 출산도 가능하다고 알고 있었다. 물론 신중해야 한다는 것도 알고 있었지만, 이렇게 무조건 빨리 수술 날짜를 잡으라고 하는 의료진의 말이 마치 청천벽력같이 들렸다.

병원에서 나와 집으로 돌아가는 길, 남편과 함께 얼마나 많이 울었던지…… 하염없이 눈물만 났다. 남편과 한 마음 한 뜻으로 교육받고, 공부하고, 연습했던 모든 게 물거품이 되는 건가 싶었다. 하지만 그 끈을 그렇게 쉽게 놓을 수 없었다. 여기저기 알아보다가 마침 메디플라워를 소개받고 찾아가게 되었다.

원장님을 만나 역아 출산도 가능하다는 이야기를 들으니, '처음부터 여길 찾아왔으면 마음의 상처를 덜 받았을 텐데……' 하는 생각이 들었다. 원장님의 한 마디 한 마디가 따뜻했다. 원장님은 본인의 의지가 가장 중요하다고 말씀해 주셨다. 혹시라도 성공적으로 출산하지 못하더라도, 아니 정말 수술을 하게 된다 하더라도, 꼭 자연주의 출산을 시도하고 싶다는 생각이 더 커졌다.

일단 나를 불안하지 않게 따뜻하게 감싸주시는 그 마음이 너무나 감사했다. 이렇게 돌고 돌아 어렵게 인연이 닿았으니 그만큼 소중한 인연이라는 생각이 든다.

날짜는 가고 소식은 없고

38주째, 새벽에 잠을 자고 있는데 픽! 하고 양수가 흘렀다. 운동을 하지 못한 죄책감에 며칠 동안 폭풍 워킹을 한 것이 자극이 된 걸까? 다급히 출산센터로 전화를 했다.

"진통이 없으면 병원에 오지 않아도 되지만, 양막이 열린 상태로 오랜 시간 지속이 되면 세균에 감염될 우려가 있어요."

하는 수 없이 출산센터에 들러 항생제를 맞고 저녁에 집에 돌아가 잠을 청하기로 했다. 그날 무슨 정신으로 그랬는지 모르겠는데, 집으로 돌아오는 길에 기저귀를 찬 채로(양수가 계속 흐르고 있었다) 남편과 함께 아무렇지 않게 뮤지컬 공연을 보았다. 지금 생각해 보면 남편도 나도 곧 아기를 만날 수 있다는 사실이 기쁘고 설레기만 할 뿐 두려움 따윈 없었던 것 같다.

다음날 아침, 잠을 자고 일어나 평소와 같이 행동했다. 집안일도 하고, 맛있는 것도 먹고…… 그런데 왜 진통은 오지 않는 걸까? 단계적으로 와야 할 진통이 왜 나에게는 느껴지지 않는 걸까? 다시 출산센터로 향하는 동안 불안한 마음을 감출 수가 없었다. 다시 검사를 해봐도 여전히 수축은 감감무소식이었다.

하지만 아기의 심장 소리를 들으니 불안한 마음은 온데간데없고 다시 편안해졌다. 그런데 참 신기했다. 난 분명 아무런 진통도 못 느꼈고, 있어도 아주 미약했던 것 같은데, 조산사님이 말씀하셨다.

"자궁이 3센티미터 열렸네요. 자궁 마사지를 하면 진통의 진행에 도움이 될 거예요. 그러면 아기를 좀 더 일찍 만날 수 있어요."

자궁 마사지. 아, 지금 상상해도 짜릿하다. 해본 사람들만 아는……

"오늘은 아기를 만날 수 있겠네요. 출산 전에 먹고 싶은 음식 있으면 마음껏 먹고 들어오세요."

원장님이 듣던 중 반가운 말씀을 하셨다. 아픈 배를 움켜쥐고 남편과 함께 고속터미널 쪽으로 향했다. 아직 제정신인 거다. 좋아하는 음식을 골라 먹었다. 쉬다 먹다 또 쉬다 먹다를 몇 번 반복하다 출산센터로 돌아가는데, 이상한 일이 벌어졌다. 수축이 사라진 것이다. 아니나 다를까 검사를 해보니 수축이 없어졌단다.

경과를 지켜보기 위해 입원을 하기로 했다. 입원을 한 뒤 원장님 권유대로 출산센터 옆 교대 운동장을 셀 수 없이 많이 걷고 계단도 계속 오르락내리락했다.

그렇게 또 하루가 지나고, 양막이 열린 지 3일째…… 아기는 내 마음을 아는지 모르는지 뱃속에서 신나게 잘 놀고 있었다. 아기에게 이야기를 했다.

'아직 나올 준비가 안 된 거지? 그렇지? 엄마랑 아빠가 열심히 기다릴게.'

그리고 4일째, 진통은 또다시 왔다가 금방 사라지곤 했다. 배운 대로 히프노버딩 기법을 열심히 실천하는 한편, 병원에서 주는 고봉밥을 맛있게 먹고, 과일도 먹었다. 먹고 또 먹었다. 하지만 얼굴은 웃고 있어도 마음은 점점 더 다급해졌다.

그런 마음을 읽었는지 원장님께서 우리 부부를 다시 위로해 주셨다. 산모도 아기도 컨디션에 문제가 없으니 걱정하지 말라고, 다른 부부들 사례도 들어주며 안심시켜 주셨다. 조산사님을 비롯해 출산센터 모든 식구들도 힘내라고 응원을 해주셨다. 얼마나 큰 위로가 되었는지……

4박 5일 만에 만난 아기

양막이 열린 지 5일째, 함께 쪽잠을 자며 나를 돕고 있는 남편이 무척이나 지쳐 보였다. 정오가 지나고 남편에게 이야기했다.

"이 정도면 우리 최선을 다한 거지? 조산사님과 원장님께 도움을 요청해 보자."

마음이 많이 무거웠다. 양수가 흐르고 입원한 시점부터 그때까지 네 명의 아기의 울음소리를 방에서 들으며 나도 함께 울었다.

"괜찮아. 여보, 힘내자!"

내 손을 꼭 잡고 남편이 위로해 주었지만, 내 마음은 너무나 복잡했다. 남편이 조산사님을 불러주었다. 조산사님은 내진 후에 이런저런 방법을 생각해 보자고 하셨다. 그런데 내진을 하려는 순간 깜짝 놀라며 말씀하신다.

"아빠, 보세요. 아기 엉덩이가 보여요."

깜짝 놀란 남편!

"어, 정말로 아기 엉덩이가 보여!"

얼마나 좋아하던지…… 아기는 조금씩, 아주 조금씩 내려오고 있었던 것이다. 운동장과 계단을 많이 걸은 게 큰 도움이 된 것 같아 마음이 뿌듯했다.

의료진은 내 힘으로 아기를 밀어내는 방법을 알려주셨다. 메디플라워 가족들과 남편, 나…… 우리는 모두 함께 호흡을 했다. 다들 30분 넘게 내가 호흡을 잃지 않도록 힘껏 도와주셨다. 중간에 잠깐 혼절했는지 기억이 잘 나지 않지만, 남편 말로는 엉덩이, 팔, 그리고 머리 순서로 아기가 나왔다고 한다.

마침내 아기가 내 품에 안긴 순간, 남편이 오열을 했다. 결혼식 때도 먼저 울더니 이번에도 나보다 먼저 펑펑 운다. 포기하고 싶었던 마음, 힘들었던 시간 뒤에 찾아온 기쁨이어서 더 감격스러웠다.

'아가, 너무 보고 싶었어. 고생 많았어'라고 나는 마음으로 기도했다.

아기를 낳기 전에 교육도 받고 몸과 마음 모두 준비가 완벽히 되었다고 생각했지만, 아기를 낳는 과정은 생각만큼 쉽지 않았다. 하지만 정말 행복했다. 생각보다 병원에 오래 있어서인지 남편도 나도 메디플라워 식구들에게 정이 많이 들어서, 집에 돌아가는 길에는 눈물을 흘렸던 기억도 난다.

둘째 출산기: 병원 도착 12분 만의 초고속 출산

그렇게 출산을 함께 한 뒤 모유 수유와 육아도 자연스레 남편과 함께 하게 되었고, 첫째가 6개월이 지난 시점에 두 번째 보물을 품게 되었다. 둘째가 너무 일찍 찾아와서 당황스럽긴 했으나, 계획을 한 것도 사실이다. 신생아를 돌보는 시간이 너무 행복했고, 그 행복이 첫째에게 주는 가장 큰 선물이라고 생각했기 때문이다.

둘째를 임신한 10개월은 순식간에 지나간 것 같다. 아마도 첫째를 돌보느라 태교도 잘 하지 못했을 거고 어쩌면 힘든 순간들도 있었을 것이다. 하지만 엄마가 즐겁고 행복하면 그게 태교가 아닐까? 물론 나만의 생각이다. 그래도 자연주의 출산을 소개하는 《평화로운 출산 히프노버딩》 책도 다시 읽고, 출산센터 원장님이 진행하는 교육도 들었다. 두 번째여서일까, 두려움이나 불안함보다 설렘으로 하루하루를 지냈던 것 같다.

가진통으로 밤이나 새벽에 깼다가 다시 잠들기를 며칠, 그러던 어느 날 잠을 자는데 여느 때처럼 가진통이 왔다. 이번에는 다시 잠을 청하려는데 잠이 오지 않는다. 배도 살살 아픈 것 같다. 아픔을 잊고 싶어 아무리 억지로 잠을 청해봐도 도무지 잠이 오질 않는다.

시계를 보니 아침 6시. 뭔가 촉이 왔다. 화장실을 몇 번 들락날락하며 자연 관장을 하고, 그래도 잠이 오지 않아 거실에 앉아 '우' 소리를 내보는 사이 7시가 되었다.

왜 남편을 깨우지 않았을까? 분명 출산 리허설 때 둘째 때는 한 시간 단위로 아프면 바로 병원에 오라고 했는데, 그 말이 그제야 딱! 생각이 났다. 그때 바로 병원으로 향했어야 하는데, 이른 시간이었고 남편도 첫째도 곤히 자고 있었기 때문에 혼자 소리 없이 꾹 참았던 것.

자꾸 거실에 걸린 시계 쪽으로 눈이 갔다. 진통의 간격이 한 시간에서 조금씩 줄어들 줄 알았더니 그건 나의 착각! 순식간에 간격이 20분으로 줄어 있었다.

'아! 오늘이구나!!' 얼른 방으로 들어가 남편을 깨웠다. 병원에 가야 할 것 같다고 하니 남편이 부스스 눈을 뜬다. 별로 믿고 싶지 않은 눈치다.

시간은 이미 아침 9시가 넘어가고 있었다. 이미 진진통에 가까운 것 같았다. 하지만 남편 얼굴에는 '정말 오늘이야? 첫째 때는 4박 5일 걸렸는데 정말 갑자기 이렇게 아기가 나온다고?' 하는 의문이 덕지덕지 써 있었다. 그런 채로 우리는 허겁지겁 분주하게 짐을 싸기 시작했다.

사실 나도 전혀 생각지 못했다. 전날 저녁, 된장찌개에 청양고추 잔뜩 넣어서 맛있게 먹고 잤는데, 갑자기 이렇게 진통이 찾아오다니! "둘째는 빨리 나와요. 한 시간, 아니 두 시간 간격이면 병원으로 오세요." 그렇게 누누이 교육을 받았건만……

다른 가족에게 큰아이를 맡기고 9시 반이 되어서야 집을 나왔다. 이미 걷기도 어려운 상태다. 남편은 혹시 차에서 아기가 나올지도 모른다고 생각했는지, 교육받은 대로 수건을 좌석에 깔아주고는 운전대를 잡았다.

문제는 아침 출근길이라 차들이 움직이지도 않는다는 것! 남편도 나도 멘붕! 아, 왜 구급차를 타고 갈 생각을 못했을까? 남편은 한쪽 손으로는 운전대를, 다른 한쪽 손으로는 내 손을 꽈악 붙잡았다. 난 히프노버딩 공부를 정말정말 열심히 했나 보다. 자세를 마음대로 바꿀 수도 없는 불편한 조수석에서 2분, 1분의 진통 간격을 호흡으로 버텼다. 소리 한 번 안 지르고 '우우' '하아' 하는 호흡을 2천 번도 더 했던 것 같다.

차에서 버티는 시간은 정말 괴로웠다. 힘을 주면 바로 아기가 나올 것 같은 예감이 들었다. 어쩜 큰아이 때와 이렇게 다를까? 결국 한 시간 넘게 걸려서야 병원에 도착했다.

차에서 내려 남편에게 몇시냐고 물었던 기억이 난다. 오전 10시 31분…… 이미 둘 다 땀으로 온몸이 젖었고, 아예 걷지도 못하는 상태가 되었다. 앗, 그런데 뭔가가 밑에 낀 느낌이 든다. 거의 남편에게 몸을 의존하다시피 해 겨우 출산센터에 들어갔다. 정신은 이미 혼미 상태. 조산사님의 목소리가 어렴풋이 들렸다. 오 마이 갓! 머리가 보인단다.

남편은 얼마나 놀랐을까? 남편은 바로 내 밑에 자리를 잡고 아기 받을 준비를 했다. 의료진이 준비할 시간조차 없어 보였다. 힘을 주면 바로 아기가 나올 것 같았다. 호흡을 하며 힘이 들어간 상태에서 양수가 퍽 하고 흘렀다. 왜 이렇게 시원한 걸까? 그뒤 서너 번의 호흡을 하고 나니 아기가 나왔다. 병원에 도착한 지 12분 만이다!

갑자기 옥시토신이 폭발한 걸까? 마구 웃음이 났다. 남편도 어이가 없는지 웃으면서 마누라 대단하다고 칭찬해 준다.

"그러니까 내가 얼마나 아팠겠어~!"

남편한테 응석도 부려본다. 둘째를 품에 안고 나니 비로소 기쁨의 눈물이 흐르기 시작했다.

"고생했어, 아가야."

하나님이 큰아이를 어렵게 낳은 걸 보상이라도 해주신 걸까? 둘째 때는 임신 기간만큼이나 출산 역시 훅 하고 지나간 것 같다.

행복했던 출산의 기억

둘째 때 병원으로 가기 전 분주하게 출산 가방을 싸는 나에게 남편이 물었다. "음악을 들을 수 있게 스피커나 촛불 같은 걸 가져갈까?"

첫째 때의 기억을 되짚어 나에게 음악을 들려주고 싶고, 촛불을 켜서 마음을 안정시켜 주고 싶었던 것이다. 남편의 그 마음이 참 감사했다.

우리 집 아기 천사들은 신기하게도 둘 다 38주째에 태어났고, 둘 다 2.86킬로그램으로 소수점 뒷자리까지 똑같다. 정말 신기하다. 내 아기 배의 크기가 딱 그 정도인가 보다.

잊어버린 줄만 알았던 출산의 기억이 아직도 이렇게 생생한 걸 보면 그때가 진심으로 행복했고 평생 잊지 못할 순간들이었음에 틀림없다. 그랬는데 두 아이가 벌써 네 살, 세 살이 되었다. 시간은 어쩜 이렇게 빨리 가는 걸까? 아쉽기만 하다. 요즘은 '시간이 제발 천천히 갔으면' 하는 생각을 많이 한다.

아이들이 잠들면 옆에 누워서 또 아이들 사진을 보고 있다. 머릿속은 온통 아이들 생각으로 가득 차 있다. 우리 부부는 연년생 두 아이 육아를 하면서 많이 배우고 성장하고 있다. 아직 많이 부족하지만, 마음이 건강하고 지혜로운 부모가 되기 위해 끊임없이 노력중이다.

이렇게 부부가 끊임없이 소통하고 공부할 수 있는 것은 아마도 출산이라는 첫 단추를 잘 끼웠기 때문이 아닐까? 우리 두 사람이 세상에서 가장 소중한 순간을 함께 했다는 사실 자체가 즐겁고 행복한 일이었다.

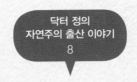
자연주의 출산의 핵심—기다림, 지지, 배려

르봐이예 박사는 분만실의 조명을 낮추고, 아기가 태어나면 물에 넣어주며, 탯줄을 바로 자르지 않고, 아이를 엄마 배 위에 올려주는 등의 평화로운 분만법을 정립했다. 미셸 오당 박사에 의해 널리 알려진 수중 출산은 산모가 따뜻한 물속에서 자연스럽게 이완하면 진통이 훨씬 수월하게 진행되며, 아기는 양수와 비슷한 환경에서 충격을 최소화하여 편안하게 세상에 나올 수 있게 된다는 믿음에 따라 진행하는 출산법이다.

자연주의 출산을 위해서는 산모의 긴장을 줄여주고, 산모와 아기에게 부드럽고 따뜻한 환경을 만들어주는 것이 매우 중요하다. 평화로운 환경 속에서 아기를 맞이하는 것은 아기의 평생 건강에 영향을 미친다. 그러나 물리적인 환경이나 의식 절차보다 더욱 중요한 것은 산모가 아기와 함께 힘든 과정을 견뎌낼 수 있도록 주위에서 믿음을 보여주고 의지를 보태주는 것이다. 즉 동반자의 지지와 배려, 출산을 돕는 의료진의 결단과 기다림이 무엇보다 중요하다는 것을 우리는 기억해야 한다.

자연주의 출산을 결정했다면 산모와 가족은 흔들림 없는 태도를 가져야 한다. 주변의 부정적인 이야기나 시선에 갈팡질팡하기보다 자신들의 선택을 믿고, 신뢰할 만한 기관에서 이론 교육을 받고 실습도 함으로써 생각을 공고히 할 필요가 있다. 의료진은 산모와 아기를 믿고 모든 출산의 순간 이들이 주체가 될 수 있도록 충분히 지지하며 기다려주다가, 응급 상황 발생시에만 의료적인 도움을 제공하겠다는 분명한 소신을 가져야 한다.

　자신의 선택을 믿고 구체적이고도 실질적인 노력을 기울이는 산모, 아내의 결정을 지지하고 기다리며 보살피는 남편, 자연주의 출산 경험이 많고 의료적 중재를 즉각 적용할 수 있는 질적으로 우수한 의료진이 자연주의 출산을 잘할 수 있게 만드는 환상의 트라이앵글이다.

　수련 기간 내내 산과학 중심의 병원 분만 방식으로만 교육받은 의사들과 조산사들이 자연주의 출산을 원하는 부부의 요구와 의지를 다 수용하려면 상당한 훈련과 인내심, 기다림이 필요하다. 의료 개입을 최소화한 상태에서 아기를 잘 낳는 여성들을 오랫동안 관찰하고 지켜보는 것이 준비의 첫걸음이다.

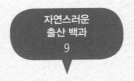

역아도 자연주의 출산을 할 수 있나?

임신 36주가 넘으면 태아는 몸집이 커지면서 스스로 몸의 방향을 돌려 자리를 잡는다. 대부분(96퍼센트)이 머리가 골반으로 향하게 되는데, 이렇게 머리가 땅을 향하는 정상적인 위치를 두정위頭頂位라고 한다. 그런데 어떤 아기는 엉덩이와 발이 골반을 향하는 역아逆兒 혹은 둔위臀位 자세로 있기도 한다. 역아의 정확한 원인은 밝혀지지 않았는데, 아기가 작은 경우 자궁과 골반의 모양, 그리고 아기 머리의 모양과 뒤로 젖혀진 정도에 따라 아기가 편한 쪽으로 위치를 잡는 것으로 보고 있다.

역아의 출산은 머리가 먼저 나오는 출산에 비해 다른 기술들이 필요하고 위험 요인도 다소 있다. 그 때문에 대부분의 병원에서는 아기가 출산 예정일에 가까워서도 둔위로 있으면 제왕절개를 권고하는 편이다. 아기 몸집이 커지고 엄마 자궁의 하부가 이완되고 벌어지면 아기는 자세를 돌리기 어려워지기 때문에, 34~36주경에 아기의 위치를 확인하여 둔위 출산에 대비하는 것이 일반적이다.

그러나 역아 바로 세우기 체조를 통해 아기가 자세를 바꾸는 경우도 있다. 평상시 오래 서 있거나 앉아 있으면 골반으로 자궁이 많이 처지며 수축도 더 자주 오기 때문에 아기의 위치를 바꾸기 쉽지 않다. 역아 바로 세우기 체조의 기본 원리는 평소의 자세와 반대 자세를 취해보는 것이다. 머리를 아래로 두고 두 팔을 뻗은 채로 엉덩이를 들어 올리는 일명 고양이 자세를 약 5~10분 정도 취하다 쉬기를 몇 번 반복해 본다. 이런 자세가 편해질 만큼 연습한다면 자궁은 골반으로부터 멀어지며, 하체의 혈액 순환을 도와 부종도 줄일 수 있다. 메리 몽간의 《평화로운 출산 히프노버딩》에는 엄마와 아기가 편안한 마음을 갖게 되었을 때 역아가 정상 위치로 돌아간다는 보고가 나와 있다.

여러 방법을 사용했는데도 아기가 같은 자세를 취한다면, 임신 36주경 둔위 회전술이나 역아 회전술을 시도해 볼 수 있다. 출산을 담당하는 조산사나 의사가 역아 출산에 대한 경험이 많다면 역아 출산을 시도할 수 있다. 이때는 아기가 다리나 엉덩이부터 나오기 때문에 머리부터 나오는 출산보다 더 빨리 진행될 수 있다. 이 출산의 관건은 어깨와 머리를 어떻게 안전하게 나오게 하느냐이다. 의료진의 경험과 노하우가 절대적으로 필요한 부분이다. 일반적으로 역아를 돌리거나 아래로 낳기를 권하는 조산사나 산부인과 전문의는 많지 않다. 실제로 위험해서라기보다는 대부분 제왕절개 분만을 권하는 추세이다 보니 부담스럽다는 게 더 큰 이유이다.

자연주의 출산을 시작한 뒤, 국내에 거주하는 많은 외국인 임신부들로부터 역아를 돌려줄 수 있는지, 역아 출산을 하고 싶은데 도와줄 수 있는지 하는 부탁을 계속 받아왔다. 이후 경험 있는 조산사들과 함께 조심스럽게 역아를 돌려보고 출산을 도우면서 경험을 쌓고 기술을 배웠다. 그러면서 우리나라 여성도 역아 출산을 잘하는 것을 보게 되었고, 우리가 그동안 여성의 출산 능력을 너무 과소평가해 왔다는 생각을 하게 되었다.

물론 역아 회전술과 역아 출산은 쉽게 선택하거나 권고하기는 어렵다. 그러나 엄마와 아기가 건강하고 별다른 문제가 없는 상황이라면, 또 경험이 풍부한 의료진이 잘 인도한다면, 역아도 충분히 건강하고 안전하게 자연주의 출산을 할 수 있다.

길고 긴 진통,
그러나 모든 것은
완벽했다

바네사

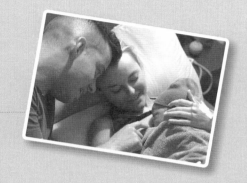

사랑하는 이에게 기대어 깊은 호흡을 합니다.

따뜻하고 넓은 그의 어깨가 바다가 되고,

나는 그 위에서 둥둥 떠다니는 작은 조각배가 됩니다.

'아기 받는 의사'가 되고 싶었던 아이

나는 출산 이야기를 정말 좋아한다. 사실 출산에 관한 모든 것을 좋아한다. 내가 유치원을 다닐 때 '직업 체험의 날' 같은 것이 있었다. 그날은 아이들이 자신들이 커서 되고 싶은 모습으로 차려입고 오는 날이었다. 나는 엄마에게 산부인과 의사처럼 입고 싶다고 말했다. 누군가 내가 입은 가운을 보고 "넌 의사가 되고 싶구나?"라고 물으면, 다섯 살의 순수한 확신으로 "아니요, 저는 아기 받는 의사가 될 거예요! 산부인과 의사요!"라고 대답했다.

커가면서 물론 이 꿈은 점점 희미해져 갔다. 특히 산부인과 의사가 되기까지 얼마나 많은 훈련이 필요하고, 의사가 되고 나서도 아기가 나올 때까지 얼마나 많은 시간을 기다려야 하는지 알고 나서는 더 그런 것 같다. 그러다가 나의 이모가 자연주의 출산으로 조산사와 함께 아기를 낳은 것을 본 뒤 자연주의 출산과 산파 일에 대한 나의 열정이 다시 지펴졌다. 그해 크리스마스 때 엄마는 나에게 《이나 메이의 자연 출산 가이드*Ina May's Guide to Natural Childbirth*》와 《임산부를 위한 영양 가이드》와 같은 책들을 선물했다.(난 평범하지 않은 열일곱 살이었다!)

또다시 내 인생은 그것과는 다른 쪽으로 펼쳐져 나는 조산사가 되지는 않았지만(아직! 되지 않은 거지만), 임신 사실을 알게 된 후 이나 메이의 지혜가 담긴 책들을 다시 읽기 시작했고, 책에 나오는 여성들의 희망에 찬 출산 이야기를 읽으며 힘을 얻었다. 나는 미국인이나 서양인 대부분이 출산에 관해서 '공포스러운 이야기'를 공유하기를 좋아한다는 이나 메이의 말에 전적으로 동의한다. 심지어 텔레비전에서조차 충격을 주고 싶어서든 웃음을 주고 싶어서든 출산을 늘 무섭고 고통스러운 경험으로만 그려낸다.

　나는 긍정적이고 뭔가 영감을 주는 출산 이야기가 필요하다고 본다. 특히나 인생을 바꿀 수 있는 이 출산의 경험을 하기 전인 산모들에게는 그런 출산 이야기가 더욱 중요하다고 생각한다. 출산이 어떤 의미로든 아주 쉽다거나 고통스럽지 않다는 말은 결코 아니다. 그렇기 때문에 나의 출산 스토리를 아주 자세히 말하려고 한다.

　나는 서울, 그 안에서도 강남에 있는 출산센터에서 아기를 낳기로 결정했다.(출산이 끝난 지금, 우리끼리는 '강남 베이비'를 낳았다고 농담하곤 한다. 하하.) 나는 출산을 최대한 자연스럽게 하길 원했고, 그런 점에서 메디플라워 출산센터는 아주 적합한 곳이었다. 처음부터 나와 남편은 우리를 아주 편안하게 대해주는 이곳의 경험 많은 직원들이 아주 마음에 들었다. 출산센터를 이끌고 있는 정환욱 원장님은 자연주의 출산에 매우 열정적이었고, 한국에서 첫 자연주의 출산 센터를 열었다는 자부심을 가진 분이었다. 한국은 미국보다도 더 높은 제왕절개율을 보이는 나라여서 의료 개입을 최소로 하는 자연주의 출산을 한다는 것은 아주 특이한 일이었다.

　정 원장님은 매우 부드럽고 배려 깊고 차분했다. 그는 늘 웃는 얼굴로 출산이 얼마나 위대한 일인지 이야기하면서, 걱정하지 말라고 우리를 안심시켜 주었다. 언어의 장벽은 문제가 된 적이 없었다. 딱 한 번 빼고는. 20주째 정밀 초음파를 할 때였다. 한국인 소노그래퍼(초음파 판독 전문가)가 아기의 장기를 하나하나 짚어주며 친절히 말했다.

　"발가락 열 개, 손가락도 열 개, 네. 좋아요. 자, 이제 얼굴 한번 볼까요?"

그녀가 아기의 눈을 가리키기 전까지만 해도 모든 것이 좋았다. 두 눈이 서로 약간 다르게 보이기는 했지만, 그녀는 눈을 가리키며 'crossed eyes'(사시)라고 했다.

'아, 안 돼, 안 돼! 내 아기가 사시라고? 고칠 수는 있겠지? 아기 안경을 써야 하나? 보험 적용은 되려나?'

속으로 정말 많은 생각이 스쳤지만, 나는 차분하게 "사시라고요?"라고 되물은 뒤 남편을 쳐다보았다. 그녀는 다시 한 번 "Crossed eyes"라고 대답했다.

'알겠다고요. 우리 아기 사시인 거, 다시 확인할 필요는 없잖아요?'라고 나는 속으로 생각했다.

그때 갑자기 남편이 크게 웃더니 말했다.

"아니, closed eye!"

그녀는 크게 고개를 끄덕이며, "네, CLOSED eye요"라고 대답했다.

아, 또 'R' 발음과 'L' 발음이 섞이는 순간이었군. 그러고선 그녀는 아기가 한쪽 눈은 감고 한쪽 눈은 뜨고 있는 모습을 보여주었다.(그래서 두 눈이 다르게 보였던 것이었다.) 나와 남편 조시아는 초음파실을 나오면서 얼마나 웃었는지 모른다. 그것 말고 다른 산전 검사들은 모두 최고였으며, 어떠한 언어의 장벽도 없었다.

생각보다 더딘 진통

드디어 나의 본격적인 출산 스토리를 시작하려 한다.

예정일보다 5일이 더 지난 8월 23일 새벽 3시. 계속해서 무기력한 밤을 보내던 중 강하고 규칙적인 진통에 눈이 떠졌다. 새벽 4시쯤 부엌에서 바나나를 먹으며 이것저것 청소하고 있는 내 모습에 남편 조시아가 눈을 떴다. 우리는 씻고 출산센터로 갈 준비를 했다. 나는 나의 조산사인 '수'(박수연 조산사)에게 문자를 보내 출산센터로 향하고 있음을 알렸다.

새벽 6시 30분쯤 우리는 고요한 출산센터에 도착했고, 수는 곧바로 나를 살펴보더니 자궁 문이 벌써 6센티미터나 열렸다고 말해주었다. 출산센터에 도착한 지 한 시간이 채 지나지 않았을 때 양수가 흘렀고, 진통은 여전히 강하고 규칙적이었다. 이때까지만 해도 나를 포함해 모든 사람들이 저녁쯤에는 내 품에 아기가 안겨 있을 거라고 생각했다. 우리가 있는 방은 아주 커서 진통중에도 걸어 다닐 수 있었다. 내 친구 젠도 도착해 우리의 특별한 순간을 사진으로 찍어주었다.

나는 최대한 수분을 보충하고 먹을 수 있을 때 먹어두려고 노력했다. 저녁쯤 되었을 때 '왜 아무 진행도 안 되고 있지?'라고 생각이 들었던 기억이 난다. 수는 아직도 아기가 내려오지 않았다고 했다. 자궁 문이 9센티미터 정도까지 열리긴 했지만, 아기가 더 내려올 수 있도록 노력해야 한다고 했다. 양수가 흐른 지 꽤 오랜 시간이 지났기 때문에, 병원에서는 감염을 막기 위해 항생제를 투입했고, 그 때문인지 나의 에너지 레벨은 바닥을 치고 있었다.

나는 하루 종일 진통을 하느라 기진맥진한 상태였고, 끝이 보이지 않는 것 같아 답답한 기분이 들었다. 조시아와 수는 진통이 올 때마다 나의 등을 쓸어주고, 손을 잡아주고, 같이 호흡해 주었다. 몇 분 간격으로 강한 진통의 파도가 몰아치는 중에도 우리는 최대한 눈을 붙여보려고 했다. 그렇게 아침이 밝았다.

8월 24일 아침 7시. 지쳤다. 완전히 녹초가 된 상황이었다. 조시아와 수도 마찬가지였다. 그럼에도 수는 계속해서 나를 돌보아주었다. 심지어 수는 다른 산모들도 확인하러 가야 한다고 했던 기억이 난다!(어떻게 나 같은 산모 몇 명을 동시에 돌보는지! 수는 슈퍼우먼임에 틀림없다.) 수가 주문해 준 아침 식사는 정말 말도 안 되게 맛있었다! 비록 나는 반의 반도 먹지 못했지만 말이다. 병원에 있는 동안 우리는 외국 음식과 한국 음식 중 먹고 싶은 음식을 선택할 수 있었는데 나는 대부분 한국 음식을 선택했다. 삼계탕과 한국식 반찬과 미역국은 정말 맛있었다. 수는 심지어 밤에 호박죽을 만들어주었는데, 진통 중간중간에 먹었던 기억이 있다. 조시아는 보호자용으로 나오는 식사와 내가 남긴 음식들까지 흡입했다.

수가 다른 산모들을 확인하러 나간 사이, 조시아와 나는 둘만의 시간을 보내면서 현재 상황에 대해 이야기를 나누었다. 나는 남편한테 내가 얼마나 지쳤는지, 얼마나 더 할 수 있을지 모르겠다고 했다. 자연주의 출산을 그만두거나 수술을 하고 싶지는 않았지만, 제왕절개를 생각했을 때 무서운 의료 개입이라기보다는 안심이 된다는 이야기를 했다. 우리는 일단 수가 올 때까지 기다렸다가 우리가 이제 어떤 선택을 하면 되는지 물어보기로 했다.

수는 아침으로 맛있는 죽을 손에 들고 돌아왔고, 우리의 진행 상태, 무통 주사, 촉진제, 제왕절개, 그리고 둘라에 대해 이야기했다. 수는 나를 믿는다고 말해주었고, 내가 원한다면 계속해서 자연주의 출산을 시도해 볼 수 있다고 했다. 수의 가장 큰 걱정은 내가 얼마나 힘을 낼 수 있는가였다. 수는 둘라의 도움을 받는 것에 대해 어떻게 생각하느냐고 물었다.

"네, 좋아요. 당연히 좋고말고요. 좋은 생각이에요. 도와줄 수 있는 모든 사람에게 다 연락해 주세요."

처음엔 둘라가 필요 없을 줄 알았다. 나는 책도 많이 읽었고, 스쿼팅도 하고 스트레칭도 하고, 런닝 머신에서 걷기도 많이 했다. 또 솔직히 친정엄마가 여섯 시간도 안 되는 진통을 하고 나를 낳았기 때문에 나도 그리 길지 않게 진통을 할 줄 알았다. 출산 교실도 같이 가고 이나 메이의 책들도 잘 아는, 나를 잘 도와주는 남편도 있기 때문에 둘라는 필요하지 않을 줄 알았다. 하하, 그건 완전한 착각이었다.

우리는 둘라와 함께 계속 진통을 견뎌보기로 했다. 나는 모든 사람에게 저녁 때까지 아기를 낳지 못하면 제왕절개든 약이든 이 아기를 꺼내기 위해 무엇이든지 할 것이라고 얘기했다. 정환욱 원장님이 바로 와서 나를 확인하고 격려의 말을 건네며, 이따 다시 오겠다고 하셨다. 국제팀을 책임지고 있는 헤일리도 와서 내가 얼마나 힘들게 진통하고 있는지 또 초산임에도 불구하고 얼마나 잘 견디고 있는지 위로하며 격려했다. 이러한 말들이 얼마나 큰 힘이 됐는지!

아침 11시쯤 샤워하며 스쿼팅을 하고 있었는데 미군 아내라는 여성 두 명이 들어왔다.

"안녕하세요, 저희는 둘라입니다! 샤워 마치고 나오면 얘기 나눠요."

"아니에요, 괜찮아요. 속옷도 안 입고 있고, 치질도 있고, 몸 여기저기서 분비물도 나오고 있지만, 누가 보든 말든 상관이 없어요. 아무런 체면도 남아 있지 않은 상태예요."

우리는 모두 웃었다. 그때부터 이 두 명의 뛰어난 둘라와 보낸 몇 시간은 정말 하느님이 허락하신 시간 같았다. 이들은 에너지와 웃음이 넘쳤고, 진통중에는 진지하게 나의 다리와 허리를 마사지해 주었다. 또 내가 방에서 움직일 수 있게 도와주고 멈춰 서서 스쿼트 자세를 할 수 있게 잡아주기도 했다. 짐볼에서 운동도 하고 침대를 등지고 런지도 하는 등 아기가 내려올 수 있게 도와주는 동작은 다 시도했다. 둘라들은 나에게 더 해볼 수 있는 힘과 자신감을 주었다. 하지만 저녁이 될 때까지도 아기는 내려오지 않았다. 나는 또 힘이 빠지기 시작했고, 둘라들과 함께 어떻게 하면 좋을지 얘기를 나누었다.

우리는 선택할 수 있는 상황들에 대해, 그리고 어떤 개입을 할 수 있는지에 대해 의논했다. 결국엔 모든 것이 나의 선택에 달려 있었다. 그들은 어떤 선택이든 그 선택을 자랑스럽게 생각하고, 실패했다고 느끼지 말라고 했다.

"자기한테 무엇이 필요한지는 자기가 가장 잘 알아요. 자신의 결정과 선택에 자신감과 자부심을 가져요. 당신의 진통이고 당신의 출산이에요."

모든 것이 완벽했다

수가 돌아왔다.

"수, 벌써 저녁인데 아직도 아기가 안 나와요. 이렇게 또 하루를 버티기는 어려울 것 같아요. 어떤 옵션이 있는지 말해줘요. 빨리 나왔으면 좋겠어요."

수는 동정 어린 눈빛으로 나를 보더니 고개를 끄덕였다. 수는 한 번만 더 진행 상황을 확인해 보고 정 원장님과 어떤 의료 개입을 할 수 있는지 얘기해 보자고 했다. 약 20분간의 모니터링 결과, 수는 내 자궁 문이 10센티미터 다 열렸고 규칙적이고 강한 진통이 오고 있다고 했다. 또 아기의 머리도 만져진다고 했다! 할렐루야! 드디어 진행이 됐구나!

수는 드디어 우리 아들이 아래로 움직이기 시작한다고 했다. 그래도 아직도 약간 높이 있다고 했다. 피토신이 필요 없을 정도로 진행이 됐고 오늘 밤 안으로 아기가 나올 것 같다고 말한 순간 방은 흥분으로 가득 찼다. 이제 아무런 약물의 도움 없이 힘주기를 할 수 있을 것 같았다.

나는 출산 의자에 앉거나 바닥에서 스쿼트 자세를 취하며 힘주기를 했다. 천장에 매달려 있는 줄을 잡기도 했다. 한쪽 다리는 침대에 올려놓고 수나 둘라에게 기대어 런지 자세를 취하기도 했다. 그렇게 몇 분이 몇 시간이 되고 다시 시간은 흘렀다. 조시아는 진통 사이사이에 직접 아기 머리를 만져 느껴보라고 했다. 나는 아기의 머리를 만져도 보고, 거울로도 보았다. 그러고 나니 더 버틸 수 있는 힘이 생겼다.

수는 욕조에 다시 물을 받기 시작했다. 내가 입원하고 벌써 네 번째다. 하하. 드디어 끝이 보이기 시작했다! 수는 아기의 심박동과 나의 진통 상태를 확인하기 위해 태동 감지기를 다시 한 번 내 몸에 감았다. 시간이 더 흐를수록 나는 다시 지쳐갔다. 침대 끝에 앉아서 수에게 물어보았다.

"수, 내가 정말 할 수 있을까요? 다시 너무 힘이 들어요. 얼마나 버틸 수 있을지 모르겠어요."

수는 미소를 머금고 말했다.

"바네사, 나는 당신과 아기를 믿어요. 하지만 당신 체구가 너무 작고, 그렇기 때문에 근육량도 적어요."

한국인들은 정말 정직하다.

정 원장님도 곧 들어와 바닥에 앉았다. 원장님은 진통 때 나와 함께 호흡하며 나를 살폈고, 수는 태아의 심박동을 확인했다. 정 원장님은 조시아와 수가 나의 다리를 잡고 침대에서 진통을 해보면 어떻겠냐고 제안했다. 원장님은 내가 진통할 때마다 아기의 심박동 수가 떨어지고 있고, 생각보다 아기가 많이 내려오지 못하고 있다고 했다.(정말 차분하게 말씀하셨다. 한국인들은 이런 상황에서도 차분하고 고요한가 보다!) 그러면서 몇 가지 선택 사항을 주셨다.

"자, 바네사. 마취과 의사 선생님이 제왕절개 마취약을 가지고 도착하기까지 걸리는 시간이 30분이요. 기다려볼 수도 있어요. 아니면 회음 절개를 해서 아기가 조금 더 내려올 수 있게 도와주는 방법도 있어요. 하지만 이때에도 아기가 내려오지 않으면 결국 제왕절개로 이어질 수 있어요. 지금 결정을 내려야 해요."

30분이라고? 30분이 마치 영원의 시간처럼 느껴졌다.

"회음 절개…… 한번 시도해 볼게요."

조시아와 나, 둘 다 고개를 끄덕였다. 하나씩 하나씩 우리 방에 들어오기 시작했다. 산소 탱크, 가운을 입은 사람, 산소 마스크, 아기 침대…… 그럼에도 여전히 모든 것이 차분하게 진행됐다.(적어도 나에게는 그렇게 보였다!) 원장님은 침대 끝에, 조시아는 내 오른쪽에 있었고, 한 간호사는 나의 왼쪽에, 또 다른 간호사는 침대 오른쪽에서 무릎을 꿇고 앉아 있었다. 수는 나의 왼쪽 다리를 눌렀다. 모든 것이 아주 빠른 시간 안에 일어났다. 누군가가 산소 튜브를 씌워주었고, 원장님이 다음 진통 때 최대한 밀어내기를 해보라고 했다.

내 온몸에 있는 핏줄(특히 나의 목과 얼굴)이 다 터질 것만 같았다. 거대한 무언가가 쏟아지는 것 같았다. 그리고 얼마 뒤 아기의 머리와 몸이 미끄러져 나왔다.

원장님께서 아기를 신속하게 잡아 올려 탯줄을 풀어주셨다는데 너무 빨라서 거의 보지는 못했다. 수는 곧바로 아기를 받아 타월로 닦은 뒤 아기를 내 가슴 위에 올려주었다. 갑자기 시간이 멈춘 것 같았다. 우리 아기가 내 가슴 위에 안겨 눈을 크게 뜨고 나를 바라보고 있었다. 조시아는 기쁨의 눈물을 흘리며 웃고 울었다. 아기는 자기가 호흡하고 있음을 우리에게 보여주듯 몇 번 낑낑거리다 울음을 터뜨렸으나, 곧바로 진정하고 새롭게 펼쳐진 세계를 살피는 것 같았다. 수는 미소를 지으며 탯줄이 세 번이나 목에 감겨 있었다고 말해주었다. 그래서 아기가 밑으로 내려오는 것이 어려웠고, 끝으로 갈수록 진통 때 심박수가 떨어진 것 같다고 했다.

정 원장님이 "자, 아주 잘 꿰매졌어요! 흉도 안 남을 거고 아주 아름다울 거예요"라고 웃으며 말하기 전까지 나는 정 원장님이 회음부를 꿰매고 있는 것도 알아차리지 못했다. 하하, 고맙습니다. 원장님, 고마워요. 그때 당시에는 흉터가 남는 것이 가장 큰 걱정거리였기 때문에 안심이 되었다.

곧 태반이 쉽게 나왔고, 정 원장님은 흥분에 찬 목소리로 우리에게 태반을 보여주었다.(정 원장님은 모든 출산 과정에 엄청나게 열정적이었다!)

"자, 봐요. 이 부분이 자궁에 붙어 있던 쪽이에요. 이쪽은 탯줄이 붙어 있던 쪽이고요. 여기 있는 혈관들 좀 봐요. 아기에게 가는 모든 음식과 영양분이 여기서 나왔어요. 한번 만져봐요! 얼른 만져봐요!"

원장님은 피가 흐르는 신선한 태반을 펼쳐 우리에게 만져보게 하고 함께 태반의 위대함을 느껴보게 하였다. 그러곤 태반의 맥박이 떨어질 때까지 기다릴 수 있게 내 옆에 놓아주었다. 수는 조시아가 탯줄을 자르고 아기의 몸무게를 재는 것을 도와주기 전에 우리가 본딩 타임을 가질 수 있도록 자리를 비켜주었다.

우리 아들 골든 와일드 드 코스타Golden Wilde De Costa는 8월 25일 새벽 1시 58분에 몸무게 3.4킬로그램, 키 50.8센티미터로 태어났다. 탯줄을 자르고 난 후 첫 모유 수유를 했다. 그날 밤 우리 셋은 여섯 시간 동안 깨지 않고 잠들었고 더 없이 행복한 휴식을 취했다. 우리 엄마는 그날 저녁쯤에 도착하셨다. 모든 것이 완벽했다. 이렇게 해서 끝이 났다!

47시간이라는 긴 진통을 하는 동안 나는 다섯 번 구토를 했고(내가 통에다 토할 수 있게 신속하게 통을 가져다준 모든 사람들에게 감사드립니다), 네 개의 도뇨관(혼자 소변을 보려고 최선을 다했지만 끝으로 갈수록 나도 어쩔 수가 없었다. 모든 사람이 나의 가득찬 방광과 수분 보충 레벨에 깜짝 놀랐다. 어쨌든 난 최선을 다했다. 하하!)을 써야 했다. 이 모든 과정에 얼굴 한 번 찌푸리지 않고 나를 돌봐주고 나의 출산을 응원해 준 모든 분께 감사드린다.

출산 때 들으려고 만들었던 두 개의 음원(이렇게 긴 진통을 예상하지 못했기 때문에 두 개만 준비했다)을 끝도 없이 반복 재생한 결과 우리는 아름다운 우리 아들을 만났다!

Part 3

특이 출산과
의료적인 이슈

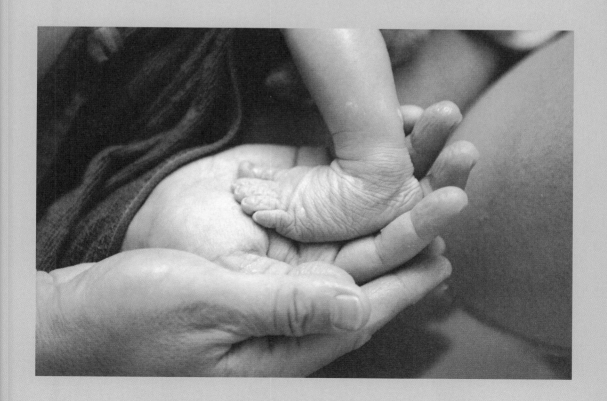

자이언트 베이비의
자연스러운 탄생

사랑이네 | 김로사

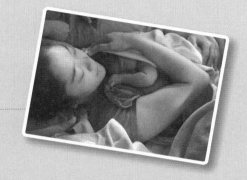

가장 좋은 때를 정하여

가장 좋은 방법으로 세상에 나올 나의 아기를

설레는 마음으로 기다립니다.

아기가 스스로 생일을 정할 수 있게

20대 때 우연히 한 다큐멘터리 프로그램에서 가정 출산 영상을 본 적이 있다. 산모가 조용하고 어두운 방에서 평화롭게 진통하다가 아기를 낳고는 바로 일어나 생활하는 모습이었다. 이 다큐를 보고 '나도 나중에 저렇게 아기를 낳아야지'라는 바람을 갖게 되었다. 그리고 임신 사실을 확인한 후 자연주의 출산을 할 수 있는 병원을 알아보았다.

예정일인 1월 11일은 아무 일 없이 지나갔다. 엄마도 나를 예정일보다 보름 늦게 낳았다면서 여유를 가지라고 말씀하셨다. 병원에서 아기 몸무게가 3.9~4킬로그램 정도로 예상된다고 했다. 예정일이 지나면 아기가 너무 커지지 않을까 염려가 되기도 했지만, 이미 4.3킬로그램의 건강한 아기가 자연스럽게 탄생한 사례를 알고 있었기에 믿음을 갖고 기다렸다.

하지만 41주에서 또 날짜가 하루하루 지나가자 불안하고 답답하기가 이루 말할 수 없었다. 유일하게 할 수 있는 것은 걷기. 그래서 우리 집 백구 멍돌이와 함께 남산, 한강, 삼청공원 산책로, 집 앞 공원 등을 매일 걷고 또 걸었다. 그 결과 우리 강아지가 완전 근육질로 변했을 정도이다.

41주부터는 병원에서 아기 상태를 자주 점검했다. 다행히 사랑이(태명)는 건강했다. 이때부턴 불안감이 커질까봐 초음파를 볼 때 양수의 양만 점검할 뿐 사랑이의 체중이나 크기는 아예 보지 않았다. 하지만 남편은 인터넷에 올라온 정보들을 보면서 제왕절개를 생각하기 시작했고, 원장님과 우리 부부는 앞으로 어찌할 것인가를 의논했다. 원장님은 아기가 크고 늦게 나오는 경우 43주에 진통이 오기도 한다면서, 출산시 호흡만 잘 유지하면 아기는 건강하게 잘 태어나겠지만, 엄마 아빠가 많이 불안하다면 유도 분만을 하는 것도 고려해 보자고 하셨다.

나는 엄마로서의 본능이 알려주는 대로 자연 진통을 기다리겠다고 말씀드렸다. 거의 하루 건너 하던 태동 검사, 양수의 양 검사도 특별한 이상이 느껴질 때만 하기로 했고, 모든 수치를 무시하고 아기와 나의 건강함을 믿어보기로 했다. 임신중 모든 검사에서 정상이었고 입덧조차 없이 건강한 생활을 했는데 출산이 좀 늦어진다고 해서 무조건 위험하리란 생각은 잘못된 것 같았다. 사랑이가 자신의 생일을 정할 수 있게 부모로서 기다려주기로 마음을 굳게 먹었다.

42주 5일째 마침내

42주하고도 4일째 새벽, 마침내 진통이 찾아왔다. 5분 간격의 진통을 종일 견디고 42주 5일째 되는 날 아침 드디어 병원으로 향했다. 그런데 아뿔싸! 이날 기온이 영하 16도였다. 차 시동이 걸리지 않아 택시를 불러 병원으로 향해야 했다. 덜컹거릴 때마다 많이 힘들었지만 눈을 감고 평화와 이완을 되뇌며 병원에 도착하길 기다렸다. 마침내 도착, 사전 미팅 덕분에 익숙하고 친근한 둘라와 조산사님이 반가이 우릴 맞아주셨다. 내진을 해보니 자궁 문이 9센티미터가 열렸단다. 집에서 진통을 해서 진행이 잘된 것 같다고 하신다. 어찌나 뿌듯하던지!

그렇게 몇 시간 병원에서 진통을 보내고 난 후 둘라가 이제 아래쪽으로 힘이 들어가면 '끙' 하고 힘을 주라신다. 둘라의 손길, 눈길, 목소리에 의지해서 하나

하나의 진통을 버텼다. 조산사님이 진행 과정을 보고 말씀하셨다.

"아기가 지금 태변을 조금 봤어요. 심박동이 정상이니 호흡만 잘 유지해 주면 아무런 이상 없이 건강하게 태어날 겁니다."

태변 흡입에 대한 안 좋은 사례들을 읽은 적이 있기에 무척 놀랐지만 경험 많은 의료진의 말을 믿기로 했다. 그리고 잘 내려오고 있는 사랑이를 다시 한 번 믿어보기로 했다. 막판 진통중에는 흰죽도 반 그릇 정도 먹었다. 지금 생각해 보니 그때 죽을 안 먹었더라면 저녁까지 힘을 제대로 못 줄 뻔했다.

4.66킬로그램의 사랑이

드디어 아기 머리가 보이고 이때부터 아기를 내리기 위한 호흡을 본격적으로 했다. 코로 숨을 들이쉬고 호흡을 멈추면서 힘을 주고 다시 우~ 하면서 아래로 내쉬기. 지금 돌이켜보면 참 쉬운데 진통이 왔을 때는 이 호흡을 그대로 적용하기가 쉽지 않았고, 이 단순한 호흡법이 머리에 잘 들어오지도 않았다. '진통이 올 때의 호흡과 힘줄 때의 호흡이 몸에 익숙해질 정도로 출산 전에 충분히 연습할 걸' 하는 아쉬움이 들었다.

어느덧 날은 저물었지만 더 힘겹게 느껴질까봐 일부러 시간을 물어보지 않았다. 원장님이 한 번씩 와서 상태를 점검하고 응원도 해주셨다. 힘을 줄 때 변이 나올까봐 수없이 걱정했는데 이미 자연 관장이 되었단다. 힘주는 와중에 엄지손톱만한 변이 두 조각 정도 나오긴 했지만 그게 다였다. 이제는 변이 나와도 상관없다는 심정으로 아래로 에너지를 가득 모아 보냈다. 이윽고 아기의 머리가 꽤나 많이 보였다.

"자, 이제 다 왔어요. 힘을 빼야 합니다."

원장님이 세심하게 옆을 지키며 마지막 밀어내기를 도우셨다.

"잠깐 힘을 더 줘보세요. 이제 힘을 빼고 '하하하' 호흡하세요."

얼마 후 아기가 후루룩 내려오는 느낌, 아기가 어깨를 돌리는 느낌, 또 시원하게 모든 게 쏟아지는 느낌이 들었다. 그러더니 드,디,어, 물컹물컹하고 따뜻하고 축축한 사랑이가 나의 품에 안겼다!!!

"아기가 오빠 닮았어!"

내가 던진 첫 마디다. 지금도 아기를 가슴으로 안으면 이 순간이 기억난다.

우리는 제대혈을 보관할지 말지 망설였다. 제대혈을 보관하려면 탯줄을 바로 잘라야 했다. 태맥이 멈춘 탯줄은 제대혈로 사용할 수 없기 때문이다. 하지만 우리는 태맥이 멈출 때까지 기다렸다가 탯줄을 자르기로 했다. 제대혈 보관보다 지금 있는 마지막 영양분과 면역 성분까지 모두 아기에게 전달되는 것이 더 중요하다고 믿었다. 언제 사용하게 될지 모를 제대혈보다 지금 당장 아기에게 필요한 것을 주고 싶었다. 그렇게 남편이 탯줄을 자르고 아기 몸무게를 재니 자그마치 4.66킬로그램! 새삼 모두가 깜짝 놀랐다.(그동안 초음파로 몸무게를 확인하지 않았기에 더 놀라웠다.)

너무도 오래 기다렸던 나의 딸 사랑이. 지금도 4.66킬로그램의 아기를 자연주의 출산으로 낳았다고 하면 아무도 믿지 않는다. 하지만 나는 회음부 절개도 없이 42주 5일 만에 사랑이를 멀쩡하게 낳았다.

나의 출산은 그동안 바라왔던 대로 아름답고 평화롭게 이루어졌다. 태어나는 순간 아기에게 최대한 좋은 것, 자연스러운 것을 해주었다고 생각하니 아기가 건강하게 잘 클 것이란 확신이 든다. 과연 어느 병원에서 42주 5일 만에 4.66킬로그램의 아기를, 자연 진통이 올 때까지 기다려 낳도록 해줄 수 있을까?

평생 남을 사랑이의 출생 순간을 아름답게 이야기할 수 있도록 해준 출산센터 가족들에게 감사의 마음을 전한다. 이분들 덕분에 나는 오랫동안 꿈꿔 온 그대로 출산을 할 수 있었다. 꿈이 이루어졌다.

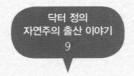
예정일을 비밀로 해라!

현대 산과학에서 가장 경직되어 있는 부분이 통계에 의해 기준치를 정해놓는 것이다. 평균이나 중간값 등을 사용하여 출산 시기를 계산해 주는 것이 그 대표적인 예이다. 출산에는 궁금한 것이 많다. 이런 궁금증을 해소하기 위해 수학, 통계학, 물리학, 화학, 생물학 등 최첨단 과학의 힘을 빌려보지만 정작 아기가 나오는 정확한 날은 아무도 모른다. 그때가 임박했음을 제일 먼저 아는 것은 엄마와 아기뿐이다.

출산에 대한 가장 큰 편견 중 하나가 바로 '예정일' 개념이다. 예정일은 산모가 임신한 것 같아서 병원에 가면 호르몬 검사나 초음파 검사를 통해 태아가 몇 주 정도 된 것 같다고 판단하고 마지막 생리일이나 배란된 날짜 등을 추정·보완해서 산출한 대략적인 날짜이다. 문제는 상당수의 여성이 정확한 임신 날짜를 모른다는 데 있다.

보통 37주 이상이면 아기가 세상에 나와도 큰 문제가 없는 것으로 본다. 그 이유는 건강한 출산의 경우 37주에서 42주까지 약 5주간의 차이를 보이기 때문이다. 다시 말해 "그때 가봐야 안다"는 뜻이다.

이러한 사실을 다 알고 있으면서도 예정일이 가까워지면 많은 임신부와 가족들이 스트레스를 받는다. 예정일은 출산 예상일 이상의 의미는 없는데, 현실적으로는 많은 엄마들에게 스트레스 요인으로 작용한다. 예정일이 하루, 이틀 지날 때까지는 괜찮은데 사흘, 나흘을 넘기면 서서히 걱정이 몰려온다. 여기에 주변의 가족이나 지인이 자꾸 병원에 갔는지, 출산을 했는지 등을 물어오면 스트레스와 염려가 더욱 커진다. 그러다 보면 산모와 가족뿐 아니라 의사들까지도 불안해하게 되고, 자연히 산모의 몸과 마음에도 영향을 미쳐 유도 분만을 시도하는 등 여러 의료적인 조치들을 취하게 된다.

자연주의 출산에서는 아기와 엄마의 건강 상태를 정밀히 확인한 뒤 충분한 상담을 통해 출산일을 기다리며, 약물 사용 시점을 최대한 늦춘다. 산과학에서도 유도 분만의 시기를 정확히 제시하지 않고 있으며, 과숙의 기준은 42주이기 때문에 의료진은 임신부와 아기 상태를 면밀히 관찰하며 기다릴 수 있는 유연성을 가져야 한다.

산모와 남편은, 모호하게 오는 '워밍업 진통'이 때로는 일주일까지도 갈 수 있으며, 이 모호한 것이 확실해지고 강해지고 일정해졌을 때가 바로 병원으로 갈 타이밍임을 기억해야 한다. 그러려면 진통의 양상을 미리 공부하고 알아두어야 하며, 아기와 엄마 몸의 변화를 차분히 관찰하는 시간을 가져야 한다. 이러한 시간을 갖기 위해서는, 예정일이 가까우면 가능한 한 외부와의 접촉을 줄이고 출산을 맞이할 준비를 하는 것이 좋다.

인터넷이나 핸드폰이 방해되는 것이 바로 이 순간이다. 임신 초에 잡았던 예정일, 그 예정일을 주변 지인들에게 알려준 것이 산모에게 부메랑처럼 돌아오는 때이기도 하다. 생일을 챙겨주는 문화, 염려와 걱정 또한 사랑의 표현 방식이라고 여기는 문화에서는 예정일에 아기가 나오지 않으면 같이 걱정해 줘야 한다고 생각한다. 그러나 이러한 걱정이 임신부와 남편에게는 긴장과 걱정을 더 하게 만들 수도 있다는 것을 알아야 한다. 누가 "예정일이 언제야?" 하고 물으면 "대략 그 달 말쯤이래" 하고 대답하는 것은 임신부와 가족이 기억해 두면 좋은 팁이다.

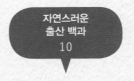

자연스러운 진통의 유도 방법

예정일을 넘겨도 진통이 잘 오지 않거나, 진통 중간에 갑자기 진통이 느려지거나 사라질 때, 자연주의 출산 입장에서는 약물을 쓰거나 유도 분만을 하기 전에 자연적으로 진통이 오게 할 수 있는 다양한 방법을 먼저 시도해 보기를 권한다. 공통적인 원리는 엄마가 편안한 마음을 갖게 해 자율 신경과 호르몬 체계가 균형을 이루도록 함으로써 출산을 유도하는 자극을 주는 것이다. 과학적 근거에 따라 제시된 서구의 자연주의적 진통 유도 방법을 소개한다.

❶ 달맞이꽃 종자유 복용: 임신 36주 이후부터 감마리놀렌산이라고 하는 달맞이꽃 종자유를 복용한다. 이 식물성 기름은 혈액 순환을 도와주고 진통을 부드럽고 쉽게 불러온다는 이유로 서구의 임신부와 모유 수유부가 즐겨 사용해 온 민간 요법이다. 출산의 시작과 진통에 관여하는 프로스타글란딘 계통의 호르몬은 불포화 지방을 재료로 삼는다. 따라서 좋은 불포화 지방을 섭취하는 것이 부드러운 진통과 출산의 시작에 도움이 된다. 하루 1알에서 6알까지 복용할 수 있으나, 다른 포화 지방이나 튀긴 기름 등을 줄이며 칼로리를 조절하고 불포화 지방의 비율을 높이는 것이 중요하다.

❷ 장 운동을 촉진시키는 매운 음식 먹기: 진통을 앞두고 매운 음식을 먹으면 좋

다는 말이 있다. 실제로 매운 음식은 위와 장의 점막을 자극하고 혈액 순환을 도와서 진통이 올 때 장 운동을 빠르게 하는 효과가 있다.

❸ 유두 마사지, 성감대 자극: 자궁 수축을 일으키는 옥시토신은 성 호르몬이기도 하다. 산모의 젖꼭지를 애무하거나 주요 성감대를 자극하면 옥시토신이 분비되며 진통이 시작되기도 한다. 남편과의 애정 어린 피부 접촉은 임신부의 긴장을 낮추고 정서적인 안정감을 주어 긴장으로 인한 진통 지연 현상을 풀어준다.

❹ 37주 이상이 되면 부드러운 성관계도 도움이 됨: 남편과의 부드러운 성관계는 자궁 경부의 이완과 수축을 유도한다. 또한 정액 속에 있는 프로스타글란딘도 진통이 잘 오도록 도와줄 수 있다.

❺ 지압이나 마사지: 자율 신경을 안정시키고 혈액 순환을 원활하게 하여 긴장을 풀고 이완시키는 역할을 한다.

❻ 따뜻한 물로 목욕.

❼ 가벼운 걷기와 계단 오르기.

브이백 출산을 마치고,
다 함께 브이!

뽀롱이네 | 류영주

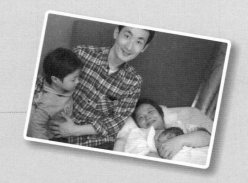

크나큰 용기와 자신감이라는
선물을 들고
아기가 우리에게 왔습니다.

브이백 출산에 도전하다

첫째아이를 예정일이 지나 유도 분만하다가 열 시간의 진통에도 진행이 되지 않아 담당 의사의 권유에 따라 제왕절개를 했다. '이때 좀 더 기다렸더라면' 하는 아쉬움이 오래도록 머릿속을 떠나지 않았다.

둘째 때는 39주 2일째에 자연출산센터를 알게 되어 바로 그 다음날 남편과 함께 방문했다. 그때까지도 우리는 출산할 병원을 정하지 못한 상태였다. 브이백 전문 병원이 많지도 않았고, 부른 배를 안고 유명하다는 병원을 다 찾아다녔지만 이상하게도 결정을 내리기가 쉽지 않았다. 아기는 오늘 내일 하는데 병원 결정도 못했으니 불안한 마음에 잠을 이룰 수가 없었다. 브이백을 해야 하나 말아야 하나도 힘겨운 고민이었지만, 주위의 반대를 극복하는 것도 쉽지 않았다.

나는 평소 '산모는 환자가 아니다. 산모에게 가장 중요한 것은 편안한 마음이다'라고 생각해 왔다. 그런데 응급 상황을 고려해 대학 병원을 다녀보니 불편한 마음을 금할 수가 없었다. 갈 때마다 환자 취급을 받는 산모들의 모습을 봐야 했고, 기계적으로 산모를 대하는 병원의 태도에 몸과 마음이 부쩍 긴장되는 것을 느꼈다.

브이백으로 유명하다는 한 산부인과에서는 나를 보자마자 내진부터 했다. 그리고 브이백이 실패할 가능성을 조목조목 설명해 주었다. 브이백을 하러 갔는데 브이백이 힘들다는 설명만 듣고 나오니 마음만 더 불안하고 초조해졌다. 또 다른 산부인과에서는 브이백인 만큼 좀 더 안전하게 36~37주에 유도 분만을 하자고 했다.

'이건 아니다'라는 생각이 점점 깊어지던 차에 운명적으로 자연출산센터를 알게 된 것이다. 지푸라기라도 잡겠다는 심정보다는 '바로 여기다!'라는 확신이 들었다. 지금 생각해 보면 이상하리만치 강한 확신이었다.

남편도 산모는 환자가 아니고 출산 공간은 '아기를 맞이하는' 편안한 장소여야 한다는 데 나랑 생각이 같았다. 출산센터를 돌아보고 상담까지 마치고 나서 우리 부부는 그동안의 고민을 모두 떨치고 편안한 마음으로 출산을 맞이할 수 있었다.

모든 출산은 유니크하다

첫 상담 때, 무슨 심리 치료라도 받으러 온 사람마냥 첫아이 낳고 힘들었던 이야기를 줄줄 늘어놓았다. 그러다 보니 나도 모르게 눈물이 흘렀다.

"힘들게 첫아이를 낳고 퇴원하는 날, 일주일 만에 처음 아기를 안고 젖먹일 때 마음이 짠했어요. 그리고 아기 키우는 내내 그 미안함이 남아 마음이 힘들었어요."

출산 상담을 와서 이런저런 이야기를 다 하는데도 원장님은 귀찮아하는 기색 없이 고개를 끄덕이며 공감해 주셨다. 나는 이전에 다른 병원에서도 늘 던졌던 질문을 했다.

"첫아이 출산 때 진행이 지연되었으면 둘째도 그럴 수 있다는데, 그래도 자연주의 출산이 가능할까요?"

이 질문에 그간 다닌 병원에서는 한결같이 이렇게 대답했다.

"그렇습니다. 진행이 지연될 수 있어요. 하지만 그래도 모르니까 한번 해보죠."

그런데 이곳의 대답은 달랐다.

"엄마한테는 두 번째 출산이지만 이 아기는 처음 세상에 나오는 것입니다. 첫 아이와 다를 거예요. 모든 출산은 우주에 단 하나뿐인 유니크한 출산입니다."

지금도 그 말이 생생하게 기억난다. 이 말이 뇌리에 박히면서 브이백 도전에 대한 두려움을 버리고 자신감을 가질 수 있었다.

두려움은 기대감으로

사실 이 병원 저 병원을 다닐 때 브이백 성공 여부만이 아니라 진통에 대한 두려움도 많았다. 하지만 자연출산센터 원장님과의 상담 후에는 두려움이 기대감으로 바뀌었고 맘도 한결 편해졌다. 마음이 편해져서 그런지 신기하게도 바로 다음날 진통이 왔다. 너무나 감사한 마음으로 진통을 맞이할 수 있었다.

진통이 오자 조산사님은 시원한 얼음물에 빨대를 꽂아 먹여주고, 힘낼 수 있게 바나나도 주고, 아픈 허리 살살 쓸어도 주고, 잘하고 있다고 소곤소곤 격려도 해주고, 진통이 잦아들 때까지 손도 잡아주셨다. 욕조에서 진통할 때도 옆에서 물을 끼얹어주며 힘을 보태주셨다. 힘들 텐데도 잘 참는다고 옆에서 격려를 해주시니 더 잘해서 칭찬받고 싶은 마음이 들었다. 이분의 손길은 완전히 천사의 손길이었다. 이분의 손길 한 번이면 고통이 줄었고 없던 힘도 생겨났다. 덕분에 완전 만삭 상태로 메디플라워를 안 지 단 3일 만에 초스피드로 자연주의 출산을 해냈다.

뽀롱이는 어느덧 살이 통통하니 올랐다. 울다가도 엄마 목소리만 들으면 뚝 그치고, 밤중 수유도 알아서 시간을 조절해 준다. 방긋방긋 잘 웃고, 고개를 이리저리 획획 돌려가며 잘 논다. 기저귀가 젖거나 때로는 바운서에 좀 오래 방치해 놓아도 낑낑댈 뿐 크게 우는 법이 거의 없다. 발라당 뒤집기도 벌써 두 번이나 했다. 버둥대는 힘도 어찌나 센지…… 그야말로 잘 자고 잘 먹고 잘 싸는 모범생 아기이다.

첫아이 키울 때랑은 뭔가 다르다. 아기가 안정감이 있고 나날이 편안해 보인다고 할까? 밤에 이유 없이 울어대는 일도 없고, 흔한 영아 산통이란 것도 없다. 급성장기에도 엄마를 크게 힘들게 하지 않고 평소보다 젖을 더 찾는 정도로 수월하게 지나간다.

백일이 될 때까지 너무나 힘들었던 큰애 때의 기억과 비교하면, 이것이 자연주의 출산의 좋은 결과라고 확신한다. 앞으로 자연주의 출산 병원이 더 많아져서 더 많은 엄마들이 행복한 출산 경험을 갖기를 소원해 본다.

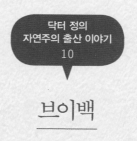

브이백

첫아기를 제왕절개로 낳고 둘째를 질식 분만하는 것을 브이백VBAC(Varginal Birth After Cesarean section)이라고 한다. 보통 첫째를 제왕절개하면 둘째, 셋째도 제왕절개를 해야 한다고 알고 있다. 브이백이 출혈이나 자궁 파열 등의 위험을 불러온다는 이유에서이다. 그러나 실제로 브이백이 성공할 확률은 문제가 생길 확률보다 훨씬 더 높다.

브이백을 하려면 먼저 의료진이 임신부의 수술 병력이나 전반적인 건강 상태를 확인해야 한다. 검사 결과 산모와 아기가 건강하다면 브이백이 가능하지만, 만일의 상황도 고려하여 충분히 사전 대비를 하여야 하며, 정기 검사를 통해 출산 과정에서 생길 수 있는 다양한 변수에 관해 상담하는 것이 좋다.

브이백에 관한 가장 흔한 오해가, 진통을 하다가 과거 절개했던 부위가 파열될 수 있다는 것이다. 하지만 자연적으로 진통이 오는 과정을 이해한다면 그런 우려를 어느 정도 씻을 수 있다. 자궁 입구가 충분히 부드러워지기 전에는 아기 머리가 상처 부위 쪽에 있지만, 아기가 내려가면서 그 부위를 지나치기 때문에 자궁이 파열되기는 물리적으로 힘들다.

그럼에도 불구하고 자궁 파열에 대한 우려가 여전히 큰 이유는 일반적인 병원의 분만 시스템 때문이다. 경험에 의하면 출산 도중 근종이나 기타 다른 수술을 했던 자리가 파열되는 확률보다도 인위적인 출산 유도 행위나 긴장된 환경 등이 오히려 파열을 가중시키는 경우가 더 많았다. 조산사나 의사가 일대일로 산모를 케어하는 출산 환경에서는 브이백을 안전하게 시도할 수 있는데, 여러 명을 동시 관리해야 하는 일반적인 병원 시스템 안에서는 그것이 쉽지 않다.

또 하나의 우려는 출혈인데, 다년간 자연주의 출산을 경험한 결과, 출혈 과다로 산모가 수혈을 요하는 상황을 맞거나 위험에 빠질 확률은 다른 출산과 크게 다르지 않을 정도로 안전하다는 결론을 얻었다. 출혈은 브이백이 아닌 일반 산모에게도 얼마든지 생길 수 있는 문제이므로 경험 많은 의료진이 빠르게 대응하고 조기 진압을 하는 것이 중요하다. 조산사나 의사가 산모를 일대일로 관리하는 자연주의 출산 환경에서는 즉각적인 대응이 가능하다. 출혈이 없다면 수술 부위가 약간 벌어진다 하더라도 별 문제가 되지 않는다.

제왕절개 병력, 역아, 쌍태아, 노산, 디스크를 앓은 경우 등 우리가 흔히 위험 요인이라고 알고 있는 많은 상황들이 자연주의 출산에 두려움을 갖게 한다. 안전한 출산을 위해서 이런 요인을 고려하는 것은 매우 중요하다. 그러나 출산을 잘할 수 있도록 산전에 체력과 의지를 강화하는 것을 강조하는 자연주의 출산의 방법은 위험 요인을 상쇄하고도 남을 만큼의 건강한 장점들을 제공한다는 것을 기억할 필요가 있다. 두려움을 극복하고 나면 어려울 것 같았던 많은 일들이 가능해지며, 그것을 이루었을 때의 성취감은 더 건강한 결과를 가져온다.

수술 또한
아기의 선택임을

통통이네 | 박은란

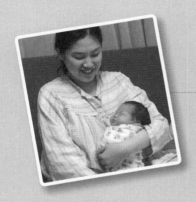

아주 오래고 간절한 기다림 끝에 아기를 만났습니다.
아기는 자신이 선택한 날에 자신이 선택한 방법으로
세상에 나와주었습니다.
가장 자연스러운 모습으로 우리에게 와주었습니다.

내가 원하는 출산

임신 중기가 넘어가면서 아기를 어떻게 낳을까 본격적으로 생각하기 시작했다. 이전부터 모자동실은 꼭 해야겠다고 생각하고 있었다. 아기는 엄마가 데리고 있는 게 당연한데 왜 신생아실에 보내져야 하는지, 왜 모자동실이라는 개념이 있는지 솔직히 이해가 안 되었다. 그리고 당연히 자연 분만을 해야겠다고 생각했다.

자연 분만을 검색해 보니 '3대 굴욕'이라는 말이 연관 검색어로 나왔다. '제모, 관장, 회음부 절개.' 회음부 절개? 왜 회음부를 절개해야만 아기를 낳을 수 있지? 그렇다면 의료 시설이 제대로 갖춰지지 않았던 과거에는 어떻게 아기를 낳았지? 산파가 회음부 절개를 했다는 말인가?

회음부 절개에 대해 좀 더 알아보니 더욱 부담이 되었다. 어떤 외국 자료에는 회음부 절개는 인간적이지 못한 것이며, 몇몇 이슬람 국가에서 행한다는 여성 할례와 같은 수준이라고도 했다. 그리고 미국 병원에서는 점차 회음 절개를 하지 않는 추세라고 했다.

몇날 며칠 고민을 거듭하고 여러 가지 자료를 찾아본 끝에 내린 결론은 "회음부 절개를 하지 말고 내가 원하는 방법으로 출산하자"였다. 그것은 자연 분만에서 한 걸음 더 나아간 자연주의 출산이라는 것을 알았다.

남편은 자연주의 출산을 하겠다는 나를 전혀 이해하지 못했다. 남들처럼 하지 왜 그리 유난스럽게 구느냐는 반응이었다. 하지만 나는 이미 자연주의 출산을 하고자 마음을 먹었고, 도저히 병원 시스템에서는 아기를 낳을 자신도, 낳고 싶은 마음도 없었기에 남편 설득에 온힘을 기울였다. 내가 왜 자연주의 출산을 하고 싶은지, 자연주의 출산이 우리 통통이(태명)와 나에게 왜 필요한지에 대해 마음을 담은 편지를 썼다. 그리고 그 편지에 자연 분만과 자연주의 출산의 차이를 자세히 설명했다. 그때부터 남편은 그 방법이 내가 원하는 것이고 또 안전하다면 그렇게 하자며 나를 지지해 주기 시작했다.

그런데 초음파를 확인하던 중 통통이가 둔위(역아)라는 사실을 알게 되었다. 전에 다니던 병원에서는 한 달 전까지만 해도 일찌감치 골반 쪽으로 자리 잡은 모범 아기였는데…… '뭐, 돌아오겠지.' 혹시라도 돌아오지 않는다면 이것은 분명 역아로 자연주의 출산을 하라는 계시일 거라 생각했다.

"촉진제도 안 맞고 무통 주사도 안 맞는다고? 그건 네가 애를 안 낳아봐서 모르는 거야. 진통이 얼마나 힘든데……"

특히 아기를 낳아본 친구나 지인들은 겁도 없이 덤비는 이 초보 엄마를 연민의 눈으로 바라보았다.

직장 동료들은 대개 38주경에 아기를 출산했다. 일하는 여성이 예정일보다 일찍 낳는다는 얘기들도 하기에 나도 당연히 38주쯤이면 출산할 줄 알았다. 38주 넘어서까지 부랴부랴 일을 마무리하고 출산 휴가에 들어갔다. 급하게 출산 가방도 챙기고, 아기용품도 정리하고, 순산을 도와준다는 불수산도 미리 달여서 보관하며 출산 준비를 시작했다. 당장이라도 아기가 나올 것 같은 기분이었지만, 아기는 어떠한 신호도 보내주지 않았다.

기다림을 주저하게 만든 불안함

2월 말이었던 출산 예정일을 넘기고 3월이 되었다. 예정일이 지났지만 그다지 불안해하지는 않았다. 친정 엄마도 예정일이 한참 지난 뒤 나를 낳으셨다고 했고, 첫애는 좀 늦게 나온다니까 여유 있게 생각하고 싶었다. 한편으로 일하면서 너무 많은 스트레스를 받은 터라 출산 휴가 들어가면서 몸과 마음이 좀 편해졌다. 뱃속에 있는 통통이도 편안한지 잘 뛰어놀았다. 그런데 정작 주변 친척들과 지인들은 괜찮지 않은 것 같았다.

"소식이 있니? 배는 좀 처졌니? 애가 늦게 나오면 커져서 엄마가 고생하는데……"

수많은 걱정과 염려가 쏟아졌다.

나는 그들의 소리를 뒤로하고, 꽃샘추위에도 매일 세 시간씩 잊지 않고 열심히 운동을 했다. 자연스럽게 진통이 오게 하는 데 도움이 된다는 부부 관계, 계단 오르기, 걸레질, 매운 음식 먹기, 달맞이꽃 종자유 먹기 등 교육 때 배웠던 거의 모든 방법을 다 써보았다. 마음의 평안을 찾기 위해 열심히 출산기도 찾아 읽었다.

하지만 41~42주에 아기를 낳았다는 출산기는 많지 않았다. '병원에서는 그때까지 기다려주지 않으니까 없는 거겠지' 하면서도 불안한 마음이 조금씩 고개를 드는 건 어쩔 수가 없었다. 역아라는 핸디캡(?)과 아기가 클 것이라는 사실이 기다림을 주저하게 했다. 그리고 심리적 마지노선인 3월 14일이 지나자, 오만 가지 생각이 머리에 맴돌았다.

'진통이 오지 않는 병에라도 걸린 건가? 우리 통통이가 역아라서 밖으로 나오는 길을 잘못 알고 있는 것일까? 그냥 수술을 할 걸 그랬나? 통통이가 역아가 아니었다면 내가 이랬을까? 내가 지금 미련한 짓을 하고 있나? 수술하면 지금까지 기다린 게 너무 아까운데…… 수술 후 회복은 또 어떻게 할 것인가? 꼭 자연주의 출산을 해서 당당하게 당일 퇴원하겠다고 큰소리쳤는데…… 혹시라도 자연주의 출산을 시도하다 안 좋은 일이 생기면 어쩌지……'

생각이 많아지니 의욕이 없어지고 우울해지기까지 했다. 그때 남편이 자연주의 출산의 의미를 다시 한 번 되짚어주며 내 마음을 달래주었다.

"여보, 옛날에도 예정일이라는 것을 알았을까? 예정일이 며칠 지났는지, 몇 주 지났는지 어찌 알았느냔 말이지. 그저 일상 생활 하다가 애기가 신호를 보내면 낳은 거 아니겠어?"

굉장히 단순한 생각 같지만, 정답이었다. 한편으로 남편이 나보다 자연주의 출산을 더 잘 이해하고 있는 것 같아서 뿌듯하기도 했다. 주변에도 그렇게 얘기하면서 의연하게 대처하는 남편이 정말 멋있고, 고맙고, 큰 힘이 되었다.

그 전까지는 병원에 일주일에 한 번씩 갔는데 41주가 되면서 2~3일에 한 번씩 방문했다. 내진을 해보니 자궁 문이 하나도 열리지 않았단다. 자궁 경부도 두껍단다. 실망스러웠다. 병원에 갈 때마다 내진을 했는데 끝까지 변화가 없었다. 하지만 포기하지 않았다. 계단도 더 많이 오르고 운동도 더 열심히 했다. 체력이 좋아져서 세 시간을 내리 걸었다. 보통 서너 시간 동안 1~2회로 나눠 걸었다.

아기가 큰 편이라 더 걱정이 되었다. 원장님이 엄마랑 아빠도 큰 편이니까 걱정하지 말라고 하셨다. 그리고 둔위든 두위頭位든 작으면 낳기 좀 수월할 뿐 크다고 못 낳는 것은 아니며, 두위 아기라도 크면 힘들게 낳는 편이라고 하셨다. 그 말이 힘이 되었다.

42주도 다 채우고 43주를 앞두었을 때쯤 원장님이 금요일이나 토요일쯤 내원하라고 했다. 혹시라도 태동 검사와 내진을 했는데 변화가 없으면 더 실망할 것 같아서, 농담 반 진담 반으로 주말에 야구 좀 보고 월요일에 가겠다고 했다.

만삭의 몸으로 뒤뚱뒤뚱 야구장엘 갔다. 계단도 많으니 절로 운동도 되고, 화창한 날씨에 오랜만에 야구를 보니 행복하기까지 했다. 맥주 한 잔이 아쉽긴 했지만 생각지도 못한 일정을 맞이하니 마냥 좋았다. 이 기분을 이어 외식도 하고, 그동안 나 때문에 꼼짝 못한 남편에게 동네 낚시터에 가서 밤낚시라도 하라며 자유 시간까지 주었다. 아무래도 우리 통통이가 그동안 하지 못했던 취미 생활을 하라고 엄마 아빠에게 시간을 주는 것 같았다.

선택의 순간이 다가오다

화장실에 가서 소변을 보는데 드디어 이슬로 추정되는 것이 나왔다. 갑자기 막 떨렸다. 방으로 들어가서 남편에게 이 기쁨을 전하는데 소변 같은 무언가가 줄줄 나온다. 양수가 같이 흐르고 있었던 것. 당황하지 않은 것은 자탄교실에서 받은 교육과 출산 리허설 덕분이었다.

얼른 조산사님께 연락을 드리고는, 달여놓은 불수산을 홀짝홀짝 마시고 소풍 가는 마음으로 출산센터로 향했다. 병원에 도착해 태동 검사도 하고 내진도 했다. 태동은 여전히 활발했으나, 그래프상의 자궁 수축은 미약했고, 자궁 경부는

1센티미터밖에 안 열려 있었다. 아직 자궁 경부는 두꺼운 편이며, 양수가 흐른 것이 맞았다.

아직 입원할 시기는 아닌 것 같아 네 시간마다 출산센터로 와서 태동 검사를 하기로 했다. 운동을 좀 하고 점심을 먹으러 갔다. 전날 야구 보고 꽃등심 먹길 잘했다는 생각이 들었다. 선배 엄마들 출산기를 읽어보니 비싼 고기 먹고 토했다는 내용들이 많았는데, 나는 이미 소화가 다 됐다. 그럼 이제 힘쓸 일만 남은 건가? 그래도 운동을 해야 하는데 어디서 하나? 날이 추워 공원은 적합하지 않고, 계단이 많은 곳을 생각하니 백화점이 떠올랐다. 그 길로 백화점으로 가 계단을 오르내렸다.

밤새 생리통보다 조금 센 느낌의 진통이 찾아왔다. 잠을 설쳤지만 많이 피곤하진 않았다. 진통이 올 때마다 열심히 진통 어플을 눌러댔다. 간격을 재보니 5분도 되었다가 7분도 되었다가 어떤 때는 10분이 되기도 했다. 중간에 놓치는 일도 많았다. 진통 어플 신경 쓰는 게 더 신경이 쓰여 아예 어플을 삭제해 버렸다. 많은 엄마들이 입을 모아 얘기하는 것처럼, 이렇게 진통 시간을 재거나 어플에 의존하는 것보다 오히려 진통 자체에 집중하고 호흡과 이완을 하는 것이 훨씬 좋을 것 같았다.

원장님이 여러 가지 가능성과 위험성에 대해 얘기를 해주셨다. 그 전까지는 약간 싱숭생숭한 정도였다면 이제는 심란한 상태가 되었다. 둔위에 과숙, 양막은 이미 열렸고 진행은 느리다. 출산 결과가 두려워지기 시작했다. 만에 하나 발생할 수 있는 안 좋은 상황들이 머릿속을 맴돌았다. 두 갈래 길이 있다면 오른쪽으로 갈 수 있는데 자꾸 왼쪽으로 가는 느낌이랄까?

생각이 너무 많아 밖으로 나가 출산센터 부근을 돌았다. 이왕 이렇게 된 거 한번 해보자는 마음이 생겼다. 오후에 남편은 잠시 출근을 해야 한다고 했다. 혼자 병원 계단을 1층부터 5층까지 계속 오르락내리락하다가 힘들면 방으로 돌아왔다. 음악을 들으면서 짐볼에 앉았다가 몸을 좀 움직이면서 시간을 보냈다. 어제까진 출산센터에 다른 가족들이 있었던 것 같은데 오늘은 나 혼자다. 선생님들이 돌아가면서 이런저런 얘기를 해주니 마음이 한결 편안해졌다.

새벽이 되자 진통이 더 심해졌다. "아파" 소리가 절로 나왔다. 진통이 올 때마다 화장실로 갔다. 누워 있다가도 벌떡 일어나서 화장실로 갔다. 화장실에 가면 호흡이 좀 편해졌다. 자궁 경부는 4센티미터쯤 열려 있었다. 중간에 졸리면 잠도 잤는데 잘 때는 진통이 꽤 오래 없다가도 한 번 오면 훨씬 세게 왔다. 나중에 선생님께 여쭤보니 졸릴 때 자둬야 충전도 되고 힘도 쓸 수 있다고 했다. 진통이 늘어진다고 했더니 잘 때 잠깐 그렇다가도 오히려 수축이 더 잘된다고 했다.

오후가 되었다. 남편은 또 출근을 해야 한단다. 오늘은 마음이 불안하다. 혼자 있는 것이 싫어서 누구라도 부르고 싶다. 동생을 부를까? 엄마를 부를까? 엄마는 내가 며칠째 진통하고 있는지도 몰랐다. 몇 주 전부터 계속 소식 없냐고 물으시길래 낳으면 연락할 테니 연락하지 마시라고 했었다. 딸이 이렇게 아파하는 모습을 보면 엄마가 더 힘드실 것 같았다. 그리고 나도 엄마를 보면 마음이 약해질 것 같았다. 이런저런 생각을 하니 몸에서 열이 나는 것 같았다. 실제로 체온은 조금씩 올라가고 있었다. 조산사님은 염증 수치가 올라가고 있다고 했다. 선택의 순간이 오고 있음을 직감적으로 알았다.

모든 것엔 이유가 있음을

다시 내진을 했다. 7센티미터가 열렸고 진행이 잘되고 있다고 했지만, 아기는 새벽에 내진했을 때와 비슷한 상태였다. 혹시나 힘이 들어가면 힘을 줘보라고 하는데 힘이 전혀 들어가지 않았다. 남편과 이런저런 얘기를 했다. 이대로 진행을 할 것인지, 아니면 수술을 할 것인지……

전에도 그런 얘기를 했었다. 그때는 어떤 선택을 해도 후회할 것 같았지만, 이 순간만큼은 아기도 나도 최선의 방법이 수술이라는 생각이 들었다. 우리의 선택에 조금도 후회가 없을 것 같았다. 이렇게 안 내려오는 것은 통통이에게 그만한 이유가 있는 것이니까.

수술을 준비하는 과정에도 진통의 파도는 계속되었다. 난생처음 하는 수술이었다. 정신없고 불안했지만 내내 함께해 주신 조산사님 덕분에 마음이 한결 편해졌다. 원장님도 금방 끝나니까 걱정하지 말라며 나를 안심시키셨다. 그리고 또 진통이 오자 수술실의 모든 선생님들이 같이 호흡을 해주었다.

아기는 내가 수술실에 들어간 지 얼마 되지 않아서 나왔다고 한다. 아빠는 통통이를 꼭 안은 채 잠자고 있는 나를 기다렸다. 정신이 어느 정도 들자 통통이가 보였다. 나는 조심스레 통통이를 안고 젖을 물렸다. 이 아기가 조금 전까지만 해도 내 뱃속에서 꼼지락거리고 있던 아기인가? 신기하고 어안이 벙벙했다.

다음날 아침엔 일어나 앉을 수 있었고, 점심 전에는 출산센터를 걸어 다닐 수 있을 정도가 되었다. 제왕절개를 하면 며칠은 일어나지도 못한다는데 나는 정말 회복이 빨랐다. 충분히 진통을 하고, 자궁 밑 근육이 얇아진 상태에서 수술을 해 출혈이 적기 때문이라는 원장님의 설명을 들었다. 물론 자연주의 출산을 한 옆방 엄마는 슝슝 날아다니긴 했다. 그래도 이 정도면 일반 병원에서 자연 분만한 산모라고 생각될 만큼 회복이 빨랐고 컨디션도 좋았다.

아기와 내가 선택한 최선

다른 아기들보다 늦게 나와 모두 걱정했지만, 통통이는 커서 나온 만큼 머리도 다 여물었고(그래서 안 내려오고 버텼나 보다), 목도 잘 가누었으며, 젖을 빠는 힘도 장난이 아니었다. 초보 엄마의 걱정을 좀 덜어주려고 뱃속에서 그만큼 커서 나온 걸까? 순하고 모범적인 통통이를 보니, '둔위라는 이유만으로 38~40주 사이에 미리 꺼내버렸다면 이 아기가 이렇게 잘 적응할 수 있었을까?' 하는 생각이 들었다. 우리의 기다림과 아기의 옳은 선택에 감사한 마음이 들었다.

이제 만 10개월이 되어가는 통통이. 효원이라는 예쁜 이름을 가진 씩씩한 우리 아기. 50일이 지나자 밤중 수유도 스스로 끊고 아침까지 죽 잘 잔다. 이유 없이 울거나 보채는 일도 거의 없다. 9개월 되어서 걷기 시작하더니 지금은 혼자 일어나서 여기저기 잘 다닌다.

주위 사람들이 나에게 아이 거저 키운다고 할 정도로 효원이는 잘 자라고 있다. 나와 남편 그리고 주변 사람들은 이것이 자연스러운 탄생의 힘이라고 생각한다. 뱃속에 충분히 있다가 나와서 그런 거라고 말이다. 낳는 과정은 다른 이들보다 조금 힘들었으나, 육아는 너무나도 수월하다.

하나를 잃으면 하나를 얻는 게 세상의 법칙인가 보다. 어디선가 "고통의 총량은 같다"는 말을 들은 기억이 난다. 인생에서 겪어야 할 고통의 총량은 같은데, 잠깐의 고통이 싫다고 미뤄두면 뒤에 가서 더 큰 분량으로 고통을 감당해야 하고, 그때는 힘들더라도 조금씩 고통을 견뎌내면 이후에 수월해진다는 말이다. 나의 경우 출산 과정에 어려움이 많았기에 모유 수유나 육아는 훨씬 더 수월하게 할 수 있었고, 앞에서의 고생을 보상받을 수 있었던 것 같다.

기다림과 믿음이 가져다준 선물

43주가 넘은 산모를 기다려주고 자연주의 출산을 지지해 줄 수 있는 병원이 과연 몇이나 될까? 이곳이 아니었다면 난 통통이와 이렇게 특별한 만남을 갖지 못했을 것이다. 나를 환자로 보지 않고 스스로 엄마가 될 수 있도록 도와주신 원장님과 조산사님, 그리고 출산센터 식구들에게 감사의 말씀을 전한다.

가보지 않은 길이라 참 많이 두려운 시간들이었다. 하지만 함께해 주는 사람들이 있었기에 희망을 놓지 않을 수 있었다. 산도를 통해서 낳았다면 더 좋았겠지만, 나처럼 최대한 진통을 하고 마지막 순간 수술을 한 경우도 자연스러운 탄생이라고 생각한다. 이것이 통통이와 내가 만날 수 있었던 가장 자연스러운 방법이었기 때문이다. 마지막 순간까지 최선을 다했고, 출산의 천재인 아기가 이 방법이 가장 안전하다고 선택을 했으니, 나와 남편은 아기의 선택을 존중할 수 있었다.

아기가 둔위로 있거나 예정일이 지났는데 진통 소식이 없어서 걱정인 엄마들께 하고 싶은 말이 있다.

"아기가 신호를 보낼 거예요. 너무 애태우지 말고 편안히 기다려보세요. 때론 너무 많은 생각이 아기와 엄마를 더 힘들게 할 수 있습니다. 생각을 내려놓고 평안히 아기가 보내주는 소리에 귀를 기울여보세요. 아기는 자기가 세상에 나올 시간을 가장 잘 알고 있습니다. 나의 몸과 아기를 믿고 평안히 기다려보세요."

나도 시간이 지나면서 점점 초조해졌지만, 만약 과거로 돌아가서 통통이를 기다리는 시간 앞에 다시 선다면, 하고 싶었던 것 다 하면서 즐겁게 아기 만날 준비를 할 것 같다. 내 경우 초조하게 이 방법 저 방법 다 써보았을 때보다, 하고 싶은 일을 하고 마음을 편안히 먹을 때 진행이 더 잘되었다.

이 세상 모든 출산은 독특하고 유일하다. 하지만 한 가지 공통점은 있다. 출산에서 제일 중요한 것은 바로 엄마와 아기의 믿음이라는 사실이다. 엄마가 자신의 몸과 아기를 믿고, 이 믿음을 지지해 주는 많은 분들의 도움을 받을 때, 평화롭고 행복한 출산은 자연스럽게 이루어질 것이다.

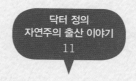
충분한 자연 진통 후의 수술

자연주의 출산을 진행하다 보면 예상치 않은 문제가 생겨 결국 수술로 이어지는 경우가 있다. 자연적으로 오는 진통은 강할 때도 있고 약할 때도 있으며, 때로는 예상보다 길어져서 하루 이틀을 넘기기도 한다. 기다려도 아기가 나오지 않을 때는 약물이나 무리한 방법을 사용하면서까지 질식 분만을 고집하기보다는 제왕절개 분만을 선택하는 것이 임신부나 아기에게 더 좋은 결과를 가져오기도 한다.

이런 경우 진단명은 '아두골반 불균형' 또는 '진행 장애'에 의한 응급 제왕절개 분만이다. 즉 더 힘들어지기 전에 수술할 것을 결정하는 것이다. 응급 제왕절개 분만에 해당하지만, 수술을 결정하기까지 의료진과 남편 그리고 임신부가 고민하며 상담할 시간이 충분하다는 것이 자연주의 출산의 가장 큰 장점이다. 우리나라뿐 아니라 서구에서도 자연주의 출산 환경에서의 제왕절개 분만율이 15~20퍼센트 정도로 낮은 이유가 바로 여기에 있다.

비록 질식 분만과는 다르지만 자연 진통을 하다가 제왕절개 분만을 한 것 또한 자연주의 출산으로 보고 있다. 왜냐하면 자연 진통을 했다면 수술로 이어졌다 하더라도 장점이 더 많기 때문이다. 그 장점들은 아래와 같다.

❶ **수술 후 회복이 매우 빠르다.** 자연 진통을 충분히 하면 그렇지 않은 경우보

다 엄마의 몸이 출산이나 수술로 인해 생긴 신체 손상으로부터 더 빨리 회복된다.

❷ 정신적인 면의 유익이다. 자연주의 출산을 위해 기울인 노력과 의지가 회복을 더 빠르게 할 뿐 아니라 질식 분만을 못했다는 실패감도 덜하다.

❸ 회복이 빠르기 때문에 엄마는 수술이 끝난 후에 바로 움직이거나 자세를 잡을 수 있다.

❹ 아기는 과도한 수축으로 인한 스트레스가 적기 때문에 그만큼 신생아실에 입원하는 경우도 적다. 따라서 애착 형성에도 도움이 되며, 모유 수유도 바로 시행할 수 있다. 엄마는 아기와의 분리감이 훨씬 덜하고, 산도를 통해 아기를 낳은 것과 같은 결속감을 느끼게 된다.

결론적으로 자연주의 출산에서는 수술도 결국 아기가 선택한 하나의 방법이라고 보고 있다. 분명히 말하지만 자연주의 출산을 시도하다 수술로 이어지는 것은 실패한 출산이 아니다. 엄마와 아기가 더욱 건강한 결과를 위해 스스로 선택한 출산 방법을 놓고 실패와 성공을 말할 수는 없다.

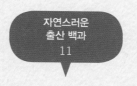

촉진제, 무통 주사, 제왕절개 분만의 연관성

자연 진통을 할 때는 엄마 몸에서 천연 옥시토신이라는 물질이 분비된다. 천연 옥시토신이 일으키는 진통은 마치 파도처럼 한번 몰려왔다가 잦아들기 때문에 중간에 엄마가 쉴 시간이 생긴다. 보통 7분이나 5분 간격으로 진통이 오는데, 이는 달리 말하면 쉬는 시간이 7분이나 5분 정도 된다는 뜻이다.

자연주의 출산에서는 이 사이에 물도 마시고 호흡도 정리하고 충분히 몸과 마음을 추스른 뒤 다음에 오는 진통을 준비할 수 있다. 마치 막달에 남편의 손을 잡고 나지막한 산을 오르는 상황과 비슷하다. 어느 정도 걷다가 힘이 들고 숨이 차면 좀 쉰다. 그 사이에 물도 마시고 뭉친 다리의 근육도 푼다. 그리고 기운을 차리면 다시 걷는다.

이런 식으로 낮은 산을 오른다면 평소에는 한두 시간 정도면 충분히 갈 수 있는 거리라도 몇 배로 시간이 걸릴 수 있다. 하지만 중간중간 충분히 쉬면서 기운을 차리면서 왔기 때문에 정상에 도착해서도 엄마한테는 힘이 남아 있다. 지쳐서 쓰러지거나 하지 않는다. 자연 진통을 하고 자신이 원하는 자세로 편하게 출산하는 엄마들이 갖는 느낌이 바로 이것이다.

촉진제로 유도되는 진통은 이와 전혀 다른 양상을 띤다. 일반적으로 진통을 유도하거나, 약한 진통을 강하게 그리고 자주 오게 하여 출산의 진행 속도를 높이는 약물을 촉진제라고 한다. 피토신 혹은 인공 옥시토신이라고도 하는 약물이 대표적이다. 촉진제로 유도되는 진통의 강도와 간격은 용량에 따라 조절된다. 빠른 진행을 위해 의료진은 대개 1분간 지속되는 자궁 수축이 3~4분마다 오게 하며, 이 수축은 출산이 이루어질 때까지 쉬지 않고 계속된다. 그 약의 사용 목적 자체가 빠르게 출산을 끝내는 것이기 때문에 쉬거나 중지하기가 어려운 것이다.

쉬지 않고 오는 만큼 진통을 견디기는 쉽지 않다. 어느 정도 시간이 흐르면 참을 수 없는 강한 통증이 이어지며, 엄마의 호흡이 거칠어지고, 자궁에 산소가 덜 가게 되며, 호흡은 점점 더 어려워진다. 분만대에 꼼짝 없이 누워, 정맥 주사와 태아 및 수축 감시 장치에 연결된 채 잔뜩 경직되어 있는 엄마의 몸은 결국 진통을 스스로 견뎌내기 어려운 한계에 다다른다.

결국 빠르게 출산을 해야 하거나, 마약성 진통제(촉진제에 의한 자궁 수축 과다로 인한 통증은 일반 진통제로 조절할 수 없다)나 경막외마취(하반신 마비를 하기 위해 척추에 바늘로 약물을 삽입하는 방법, 무통 분만)를 하지 않을 수 없는 상태가 된다. 이로 인해 하반신과 복부에 통증을 느끼지 않는 휴식 상태에 도달할 수 있다 해도 이 약물은 세 시간마다 다시 주입해야 하며, 만일 약물에 저항성이 생기면 다시 오는 진통을 견디기는 더욱 어려워진다.

모든 약물이 그렇듯이, 촉진제는 진통을 촉진하고 출산 진행을 빨리 한다는 이점이 있지만, 진행이 잘되지 않는 경우 오히려 제왕절개로 이어질 확률을 높이는 부작용을 가져올 수 있다. 그뿐 아니라 태아 가사 상태가 너무 오래된 경우라면 이후에 신생아 집중 치료실에서 돌봄을 받게 될 수도 있다. 즉 약물이나 의료 개입 자체보다 하나의 약물이 또 다른 약물의 사용을 불러오는 것이 문제이다. 이를 우리는 의료 개입의 눈덩이 효과라고 부른다.

그러므로 출산시 약물 사용은 최대한 자제하는 것이 바람직하며, 약물 투여나 의료적인 개입이 필요한 경우 그 득실을 따져 분명히 이득이 많은 경우에 사용하는 분별력이 필요하다. 그리고 아기나 엄마의 생명에 치명적이거나 위급한 상황이 아니라면, 여러 가지 가능성을 두고 충분히 의논할 것을 권한다.

이러한 합리적인 의사 결정을 위해 전제되어야 할 중요한 요소가 있다. 바로 출산 전 교육 및 의료진과 부모의 충분한 공감대 형성이다. 부모들은 출산에 관한 충분한 지식을 갖고 선택 사항을 이해하고 있어야 한다. 이러한 선이해나 공감 없이 의료 현장에서 의료진이 각각의 경우를 이해되지 않는 언어로 설명한다면 부모들이 올바른 판단을 내리기가 힘들다.

또 이러한 의사소통의 부재는 문제가 생겼을 때 의료 분쟁이나 소송으로 이어질 가능성을 높이기 때문에 의료진들은 더욱 방어적인 의료를 하는 악순환이 되풀이된다. 그렇기에 최소한의 의료 개입을 통한 자연주의 출산을 위해서는 교육과 소통이 필수적이다.

승리는
다운 천사입니다

승리네 | 조나영

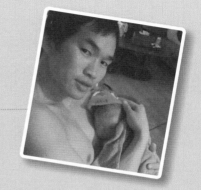

내 안에서 별이 빛나고 있습니다.
천사가 날개를 숨기고,
내 안에 별이 되어 앉았습니다.
세상에서 가장 빛나는 별입니다.

바늘을 두려워하지 않는 아기

임신 테스터에서 두 줄을 확인한 순간, 기쁜 마음으로 남편을 만나 회사 앞 산부인과를 찾았다. 초음파 확인을 하고 정기 검진을 받을 때까지도 그곳이 자연주의 출산 전문 병원인지 몰랐다. 그야말로 뒷걸음질 치다 개구리 잡은 격. 주사 맞기조차 두려워하는 나에게는 정말이지 최적화된 병원이었다. 무서운 내진, 주사, 회음 절개 등을 피할 수 있다고 하니 이미 마음은 정해졌다. 이때까지는 아기가 아니라 순전히 나를 위한 결정이었다.

임신 3개월이 될 때까지 거의 매일 약간의 출혈이 있었다. 초기엔 아기가 잘못될 수도 있겠다고 생각했는데 다행히도 잘 정착했다. 3개월 되었을 때 기형아 검사를 했는데 목 뒤 투명대가 정상 범위를 벗어났다는 말을 들었다. 좀 더 정밀한 검사를 할 필요가 있다고 했다. 무서웠다. 아기가 잘못되리라는 생각은 하지 않았다. 아니 하지 않으려 했다. 순전히 배에 주사를 꽂는 검사 방법이 무서웠다. 하지만 원장님의 설명을 듣고 나니 비교적 안전한 검사라는 생각이 들어 양수 검사에 동의했다.

"출산 직후 다른 의료적인 도움이 필요한지 확인하고, 혹시 있다면 대비하기 위해 하는 검사예요."

양수 검사는 바늘의 길이만 길 뿐 5분이면 끝난다고 했다. 그러나 바늘을 본 순간 긴장하고야 말았다. 우리 아기는 바늘이 자궁벽을 뚫으려고 톡톡 움직일 때마다 가까이 다가가서 손으로 만져보고 얼굴을 대보고 했다. 옆에서 뱃속 상황을 초음파 실황으로 보고 있던 남편은 나나 아기가 잘못될까봐 현기증이 나서 주저앉고 말았다. 나는 배에 바늘을 꽂고 있는 상황 자체가 너무 싫어서 눈물만 줄줄 흘렸다. 결국 양수는 잘 뽑혔지만, 당시 나는 어떻게 호흡을 하고 어떻게 긴장을 푸는지 몰라 두려움에 질려 있었다.

드디어 양수 검사 결과가 나왔다. 바늘을 두려워하지 않는 아기, 용감해서 엄마와 아빠, 원장님까지 고생시킨 우리 승리는 800명에 한 명 꼴이라는 다운증후군 아기였다.

우리 부부의 첫 번째 고민은 염색체 이상이 있는 아기를 자연주의 방식으로 출산하는 것이 가능한가 하는 것이었다. 다행히 다운증후군이 있는 아기가 자연주의 방식으로 문제없이 태어난 사례가 있다는 얘기를 듣고는 안심할 수 있었다. 두 번째 고민은 우리가 이 아기를 잘 키울 수 있을까 하는 염려였다. 자신이 없었다. 엄마가 되는 것도 막연한데 장애아를 키워야 한다니……

조금 천천히 자라는 아이일 뿐

하지만 걱정은 오래가지 않았다. 우리는 이내 해피 호르몬의 영향으로 서로에게 즐거움을 주며 매우 행복하게 잘 지냈다. 처음 전화로 검사 결과를 들은 날, 퇴근한 남편에게 승리가 다운증후군이라는 말을 전하며 흘렸던 눈물 한 방울이 마지막 눈물이었다.

뱃속 아기에겐 미안하지만 남편과 둘이서 여러 가지 생각(나쁜 생각, 슬픈 생각 포함)을 하기도 했었다. 하지만 우리 아기는 남보다 조금 천천히 자라는 아기일 뿐이라고, 누구보다 행복한 아기로 키울 수 있다고 믿고 마음을 다잡았다. 남편은 나보다 조금 더 시간이 걸렸다. 그러나 마음을 잡은 후엔 누구보다 더 든든한 남편, 상냥한 아빠가 되어주었다.

다운증후군이 있는 아기들은 심장, 폐, 갑상선, 청력, 시력, 근력이 좋지 않을 확률이 높다. 뱃속 아기가 건강하게 잘 자라는지(특히 심장과 뇌) 확인하기 위해 나는 막달까지 매달 산전 초음파 검사를 받았다.

어느 날 원장님이 남편을 따로 불러 아기를 어떻게 키울 것인지 물으셨단다. 남편은 분명 하나님께서 우리 아기에게 주신 재능이 있을 테니 그 재능을 찾아주어 아기가 건강하고 행복하게 자라도록 할 거라고 대답했단다. 아무리 생각해도 내 남편 정말 멋지다.

나는 예정일 3주 전 휴직을 하고 벼락치기로 태교를 했다. 밀린 출산 교육도 받았다. 하지만 특급 겁쟁이자 슈퍼 엄살쟁이인 탓에 36주 때부터 해줘야 하는 회음부 마사지는 성공하지 못했다.

임신 말기가 되자 가진통이 종종 찾아왔다. 나중에는 강한 자궁 수축도 일상적으로 느껴질 정도였다. 처음 가진통이 왔을 땐 힘들어서 일어나지도 못할 정도였는데, 막달에는 '어랏! 수축하나 보다. 배가 뻣뻣하네. 컨디션이 안 좋네' 하는 정도로만 느꼈다. 아기가 특급 겁쟁이인 엄마를 어찌나 잘 훈련시켰는지.

우리가 가장 잘한 태교는 많이 웃기였다. 남편과 나는 거의 매일 배를 잡고 뒹굴 정도로 크게 웃었다. 특히 남편은 수시로 말도 안 되는 장난을 치고 매일 내게 사랑한다고 말해주었다. 또 배불뚝이 나를 보고 늘 섹시하고 예쁘다고 해주었다. 병원도 항상 같이 가주고 튼살크림도 빠짐없이 발라주었다.

우리 아기는 위치도 특별했다. 거꾸로 자리 잡고는 꼼짝도 안 했다. 밀린 태담을 하며 39주까지 정상위로 돌아오길 은근 강요했으나 아기는 고집을 부렸다. 37주였던가, 출산 방법을 선택할 시기가 되었을 때 원장님이 말씀하셨다.

"역아라서 수술을 선택할 수도 있지만 위치가 좋아 그냥 낳아도 괜찮을 것 같아요."

나는 수술을 하지 않기로 결정했다.

뱃속의 아기와 나올 날짜를 상의하기도 했다. 원래 염색체 이상이 있는 아기들은 조산이 많고, 다운 아기들은 평균 37주 출산이 많다고 한다. 그러나 우리 아기는 최대한 커서 나와달라는 엄마 말을 잘 듣고 끝까지 버텨주었다. 그래서 기특하게도 예정일 바로 전날 나왔다.

자연스러운 탄생 교육을 모두 받고 집에서 쉬는 막달 3주 동안《평화로운 출산 히프노버딩》과《황홀한 출산》을 꼼꼼히 읽고 관련 동영상도 다 찾아보았다. 그러고 나서야 비로소 출산 순서가 어떻게 되는지, 그때마다 어떻게 호흡을 해야 하는지 제대로 알게 되었다. 각각의 단계를 기억해야 출산 순간 당황하지 않고 자연스럽게 적응하고 대응할 수 있는 것 같다. 뭐든 잘 알지 못하기 때문에 두려움이 생기는 법. 미리 알고 대처하면 나 같은 슈퍼 엄살쟁이도 눈물 없이 출산할 수 있다.

조금만 더 참아줘

아침 일찍 이슬이 비쳤다. 막상 이슬이 비치니 무서웠다. 남편은 "우리 아가 만나겠네. 여보는 잘할 수 있어. 역아니까 자연주의 출산 성공하면 조리원에서 슈퍼스타가 될 수 있어" 하며 힘을 실어주었다.

오전에는 한 번 정도 가진통이 왔고, 오후에는 1시간 30분 간격으로 진통이 왔다. 윗배 근육이 뻣뻣해지기 시작하면 깊게 호흡을 했다. 배에 공기를 주는 느낌으로 깊게 복식 호흡을 하면 가진통은 길어야 1분이면 지나갔다. 힘들지만 파도는 지나가게 되어 있다는 걸 알았기 때문에 견딜 수 있었다. 저녁에는 너무나도 먹고 싶던 김치찌개를 먹었고, 밤에는 잠을 잘 잤다.

다음날은 규칙적으로 진통이 오기 시작했다. 30분에서 15분, 10분 간격이었다. 그 와중에 피자가 몹시 먹고 싶어서 점심에 피자를 네 조각이나 먹고, 오후 4시쯤 남은 네 조각을 다 먹어치웠다. 진통이 올 때마다 호흡을 하면서 장미꽃이 열리는 장면, 리본이 풀리는 장면을 연상했다. 우리 아가가 내려온다고 생각하니 진통이 통증이 아니라 아가가 나오려는 움직임 같아 훨씬 수월하게 파도를 넘을 수 있었다.

진통이 오면 고양이 자세로 호흡해 보기도 하고 짐볼에 앉아 허리를 돌리는 등 그때그때 잘 듣는 방법을 찾아보았다. 진통이 무르익어 가면서는 주로 누워서 배를 문지르며 호흡을 하는 것이 제일 편했다. 오후에 출산센터에 전화를 걸어 이슬 비친 시기와 수축의 주기와 세기를 알려드렸다. 출산센터에서는 아직 때가 안 된 것 같다고 하셨다.

남편이 퇴근한 뒤에는 함께 거실에 누워 동계올림픽 경기들을 시청하며 진통의 파도를 넘겼다. 자연 관장이 되는 건지 그날은 네 번이나 화장실을 갔다.

어느 순간, 갑자기 아래에 뭔가 낀 듯한 느낌이 와서 화장실에 가 변기에 앉는데 또다시 진통이 왔다. 이건 그동안의 진통과는 달랐다. 아픈 것과는 다르게 너무 힘들고 불편했다. 앉아 있기도 힘들고, 서 있기도 힘들고, 뭔가 걸려 있는 것 같은데 아주 괴로웠다. 몸을 비비 틀며 변기 위에서 진통을 했다. 눈물이 찔끔 나왔다.

'이제 정말 병원에 가야겠구나.'

헌데 파도가 지나가고 화장실에서 나온 순간 다시 마음이 바뀌었다.

'아직 노란 하늘은 안 보이니 아주 센 가진통일 거야.'

갔다가 돌아오면 더 힘들 것 같아서 그냥 버티기로 했다.

다시 작은 진통이 왔다. 계속 호흡으로 넘기며 '역시 아까 그건 그냥 어쩌다 한 번 온 거였어' 하며 누워 있는데 자정쯤 올 게 왔다. 밑이 스스슥 열리면서 아기가 밀려 내려오는 느낌! 처음으로 호흡을 놓치고 괴로워 베개에 머리를 비볐다. "나 정말 못하겠어"라는 말이 절로 터져 나왔다. 엉엉 울고 싶었다. 그 순간을 넘기자마자 남편에게 말했다.

"얼른 병원에 가자! 아기가 나와!"

남편은 우사인 볼트보다 빠르게 뛰어 차에 시동을 걸었다. 남편이 짐을 내려 놓고 올라오는 동안에도 밑이 열리고 아가가 밀려나오는 느낌이 연속해서 빠르게 왔다. 나는 힘을 꽉 주어 참으며 아기를 달래기 시작했다.

"승리야, 지금 여기서 나오면 안 돼."

뒷좌석에서 고양이 자세로 베개를 껴안고 가면서도 계속 밀려나오는 느낌이 드는데 힘을 꽉 주고 막았다. 그랬더니 어느 순간 진통이 멈췄다. 아가에게 평소 들려주던 노래를 들려주었다.

마침내 출산센터에 입성해 내진을 해보니 골반이 다 열리고 아기가 다 내려왔다고 한다. 오예~! 집에 안 돌아가도 된다! 잘 참은 내가 자랑스러웠다.

승리야, 승리야

새벽 1시, 역아인 경우 만에 하나 있을 수 있는 호흡 곤란에 대비하여 심폐소생술을 할 수 있는 큰 방으로 들어갔다. 옷을 갈아입고 침대에 올라가는 순간 푸르륵 하는 소리를 내며 양막이 열렸다. 양수가 쏟아지자 나와 남편은 이내 경직이 되었다. 진짜 아기가 나오는구나.

나는 엎드린 자세로 출산하고 싶었는데, 역아는 바로 앉아 다리를 벌린 자세로 출산을 해야 한단다. 남편이 뒤에서 앉아 내 손을 잡고, 나는 남편에게 기대어 척추가 불타는 느낌 속에서 마지막 밀어내기를 하였다. 남편이 꼼짝 않고 뒤에서 함께 호흡하며 힘을 주었기에 아기를 낳고 나서는 나 혼자가 아니라 우리가 함께 아기를 낳았다는 생각이 들었다.

마지막 단계에선 진통이 오면 '끄응' 하고 숨을 참는 호흡을 해야 하는데 이 호흡이 생각보다 힘들었다. 다리를 잡고 머리를 배 쪽으로 향한 채 웅크린 자세로 힘을 주어야 하는데, 나는 자꾸 다리와 온몸을 뻗치며 힘을 주어서 호흡과 힘 전달이 제대로 되지 않았다.

그래도 최선을 다하다가 끝에는 나도 모르게 '으으아아' 소리를 내기도 했다. 호흡을 하라고 옆에서들 조곤조곤 말씀해 주셨지만 그게 내 맘대로 안 되었다. 그 짐승 소리 같은 것이 계속 터져 나왔다. 마지막 주에 "엄마도 힘들고 아가도 힘들지만 우리 곧 만나는 거니까 숨 막히고 힘든 순간이 와도 놀라지 마"라고 태담을 많이 해주었는데, 엄마가 아주 크게 소리 지를지도 모른다는 얘기는 안 해준 게 미안했다.

어느 순간 회음부가 벌어지는 느낌이 들고 뭔가 나와 덜렁거리는 것 같은 느낌이 들었다. 다리 하나가 나오고, 다시 반대쪽 다리가 나오고, 허리, 어깨가 나왔다. 마지막으로 머리가 쑤욱 빠져나오는 느낌이 들었다. 이렇게 병원 도착 후 네 시간이 지나 마침내 우리 아가가 세상에 나왔다. 승리는 처음엔 울지 않고 버둥거리기만 하다가, 세 번 아주 짧고 작게 울더니 마침내 내 가슴 위로 올려졌다.

아기의 얼굴은 그저 빨갰다. 알고는 있었지만 다운 천사의 얼굴이었다. 눈물이 나진 않았다. 왜 우리를 닮지 않았을까 잠깐 속상했을 뿐. 하지만 곧 "승리야" 하고 부르니 한쪽 눈을 뜨고 우리를 쳐다보았다. 신기했다. 아기를 안고 다정하게 이야기를 해야 하는데 그저 "승리야, 승리야" 이름만 부를 뿐이었다.

승리는 탯줄을 두 번 목에 감고 있었다. 역아인 이유가 있었다. 그럼에도 불구하고 아주 힘차게 나와주었다. 기특하다.

엄마 아빠, 각오되셨나요?

승리는 태어난 뒤 호흡이 빨라 산소 호흡기를 써야 했다. 곯아떨어진 남편 옆에서 산소 호흡기를 코에 끼고 있는 승리 얼굴을 잠도 안 자고 바라보며 익혔다. 호르몬 샤워의 영향으로 신이 난 엄마는 아기를 한참 동안 바라보다 사람들에게 자연주의 출산을 자랑하고, 누웠다가 다시 일어나서 아기가 숨을 쉬는지 확인하고 또 자랑하고 한참을 그랬다.

그런데 문제가 있었다. 아기의 가쁜 호흡을 심각하게 생각하지 않았는데 그게 아니었다. 원장님이 아기를 신생아 중환자실로 후송하는 문제로 논의하자고 했다. 아기를 119에 태워 보내는 마음이 너무나 아팠다. 나중에 큰 병원에서 알려주길, 태어나면서 닫혀야 할 아기의 심장에 구멍이 남아 있었고, 헤모글로빈 수치에도 이상이 있는 등 여러 가지 작은 문제들이 있었다고 한다.

우리 부부는 아기 낳기 전에는 막연한 미래의 일로만 생각했던 것을 이제 현실로 마주하게 되었다. 우리 아기가 약하다는 것, 장애가 있고 보살핌이 필요하다는 것, 이 모든 것이 단기간에 끝나는 것이 아니라 우리와 우리 가족에게 장기적으로 계속될 일이라는 것을…… 아기가 이렇게 묻는 것 같았다.

"엄마 아빠, 나와 가족이 되어 함께 살아갈 각오 되셨나요?"

119를 타고 큰 병원 신생아 집중 케어실에 들어간 아기를 면회할 수 있는 건 하루 두 번 30분씩이었다. 조리원에 아기 없이 혼자 들어가기가 싫어 일정을 미루고 집에서 산후조리를 했다. 아기가 없는 집에 들어가 할 수 있는 유일한 일은 초유를 준비하는 것이었다. 세 시간마다 꼬박꼬박 유축을 하니 초유가 돌기 시작했고, 남편은 초유를 꽁꽁 싸서 병원에 가져다주었다. 아기는 좋아졌다 나빠졌다를 반복하며 우리 애를 활활 태우다가 9일 만에 퇴원했다.

뒤늦게 산후조리원으로 들어간 나는 이내 후회했다. 내가 간 곳은 소아과와 산부인과가 붙어 있는 곳이었다. 우리 승리는 타 병원에서 태어났기에 조리원 건물의 신생아실이 아닌 산부인과 건물의 신생아실에서 사흘간 있어야 했다. 때문에 나는 수유를 하려면 밤과 새벽에 2월 말의 차가운 바람을 맞으며 건물을 나서야 했다. 게다가 밤 12시부터 새벽 5시 사이에는 산부인과 건물의 문이

닫혔기 때문에 수유를 할 수가 없었다. 사흘이 지나도 아기는 몸무게가 늘지 않고 상태가 좋아 보이지 않는다는 이유로 계속 산부인과 신생아실에 있어야 했다. 함몰 유두라 직접 수유를 할 수도 없어 나는 나날이 우울해져 갔다.

나는 정말 조리원이 맞지 않았다. 아기가 아팠기 때문에 안 그래도 마음이 안 좋은데다가, 출산센터에서 해주는 모유 수유 교육도 아기가 후송되고 없는 상황에서 제대로 받지 못해 자세를 잡기도 어려웠다. 집중 케어실과 신생아실에서 젖병을 물었던 아기는 엄마 젖을 빨지 않으려 했다. 나중에 알았지만 다운증후군을 가진 아기의 입천장은 여느 아기와 달리 높고, 빠는 힘과 근육 자체가 약해서 모유 수유가 많이 어렵다고 한다.

집에서 혼자 조리를 하면서는 입맛이 없어 밥을 제대로 못 먹었다. 당연히 젖도 줄었다. 3개월이 되어 큰 병원에 가서 정기 검진을 하니 아기가 3개월 동안 1킬로그램밖에 늘지 않았고, 이로 인해 발달 지연까지 온 상태라고 했다. 원장님은 젖의 양이 문제인 것 같다고 하셨다. 하지만 내 젖은 이미 말라버린 뒤였다. 이렇게 원치 않은 단유를 하게 되어 출산 후 처음으로 혼자 울었다. 아기에게 좋은 것을 주고 싶었는데 엄마가 미련해서 아가가 말라가는 것도 몰랐구나 싶어 가슴이 아팠다. 배가 고팠을 우리 아기에게 참 많이 미안했다.

다운 천사의 가족으로 살아가기

우리 아기는 다운 천사이다. 고로 나는 발달과 인지에 문제가 있는 장애아의 엄마이다. 그러나 우리 아기는 너무나 사랑스럽고 이 아기를 돌보는 나의 하루

하루는 즐겁고 행복하다.

우리 아기는 잘 자라고 있다. 요즘은 까르륵거리며 웃고 소아 재활 치료도 열심히 받는다. 제법 배밀이 흉내를 내기도 하고 무릎 잡고 앉아 있기도 한다. 옹알이도 잘한다. 이렇게 행복한 육아는 남편의 헌신적인 보살핌과 사랑 덕분에 가능하다.

우리의 육아 목표는 "행복하고 건강한 아기로 키우자"인데, 엄마 아빠가 이렇게 행복하니 우리 아가도 행복하게 잘 클 거라 믿는다.

물론 힘든 순간이 없는 것은 아니다. 행여 조금 다르게 생긴 우리 아기를 누가 이상하게 쳐다보기라도 할까 싶어 가슴이 웅크러질 때도 있다. 아기가 자라면서 세상의 편견 때문에 고생하고 상처를 받지나 않을까, 약자이기 때문에 범죄에 노출되지는 않을까 걱정도 된다. 장애인 누나 언니를 두게 될 미래의 둘째, 셋째, 넷째 아이의 마음도 벌써 걱정이 된다.

하여 지금 이 글을 읽고 있는 모든 분께 조심스레 부탁드려 본다. 주변의 장애가 있는 친구들을 따뜻한 마음으로 똑같이 대해달라고……

내가 경험한, 그리고 정의한 출산은 이렇다.

"출산은 우아할 수는 없지만 행복할 수는 있다."

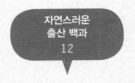

산후조리원 가야 하나, 말아야 하나?

"엄마가 살아야 아기도 산다." "산후 조리 잘못하면 평생을 고생한다." 이러한 말
에 흔들려 엄마들은 출산 후 너나 할 것 없이 산후조리원으로 향한다. 물론 틀린 말
은 아니다. 그러나 산후조리원에 가기 전에 먼저 고민해 봐야 할 것이 있다. '무엇이
엄마와 아기의 건강을 지켜주는가?'이다.

출산 뒤의 몸은 운동이나 일 때문에 지친 몸과는 다르다. 출산 후 엄마 몸의 모든
호르몬과 자율 조절 기능은 아기와의 교감을 통해 조절된다. 예를 들어 젖을 물리
는 동안에 나오는 옥시토신의 양은 성관계나 출산 때 나오는 양과 비교할 수 없을
정도로 많다. 이것은 아기 몸을 돌봄과 동시에 엄마의 몸을 급속도로 회복시킨다.

자연주의 출산에서와 마찬가지로 산후에 가장 중요한 환경은 엄마와 아기를 떨
어뜨려 놓느냐 같이 있게 하느냐 하는 점이다. 최소 3주 정도(보통 우리 조상들이 '삼칠
일'이라고 했던)는 엄마와 아기가 함께 지내며 모유 수유를 하는 것이 엄마와 아기의
정서적 · 육체적인 건강을 위해 좋다. 출산 후 1~2주는 엄마와 아기가 서로를 알아
가는 시간이요 모유 수유에 적응하는 시간이다. 모유 수유를 하면 엄마의 자궁 수
축이 원활해지고, 오로惡露 배출이나 지혈 등에 도움이 되며, 아기도 엄마의 몸에서
유익균을 받으면서 면역력 형성에 큰 도움을 받을 수 있다.

유니세프는 모유 수유를 잘하려면 태어난 지 한 시간 이내에 젖을 물리기 시작해

야 한다고 말한다. 자연주의 출산을 해야 하는 이유 또한 이것이라는 점을 기억한다면, 출산 후에 엄마와 아기가 떨어지지 않고 수시로 젖을 물릴 수 있도록 해주는 환경이 반드시 필요하다.

아빠에게도 출산 직후는 매우 중요한 순간이다. 초산모는 모유 수유나 아기 목욕 시키기 등 여러 가지 면에서 서투르고 당황스러울 수 있다. 이 또한 아기와 맞춰가기 위해 꼭 필요한 과정이지만, 이 과정을 힘든 진통을 한 엄마 혼자서 감당하기는 쉽지 않다. 진통과 출산까지 같이한 아빠가 이를 돕는다면 엄마와 아기에게는 무엇보다 큰 힘이 될 것이다. 출산 후 첫 몇 시간부터 하루 이틀 동안은 엄마와 아빠가 아기의 특성을 관찰하고 배우며 서로에게 적응하는 의미 있는 시간이다.

산후 도우미 등의 도움을 받을 수도 있다. 출산 이후 1~2주간은 산모의 건강을 챙기고 아기의 관리를 돕는 숙련된 사람이 분명 필요하다. 그러나 그들이 실제 진통 과정―아빠와 함께 오랜 준비를 하고, 스스로의 힘으로 출산한 것―의 의미와 애착의 중요성까지 잘 알기는 쉽지 않다. 따라서 엄마 아빠는 산후 도우미에게 진통과 출산 과정을 잘 이야기해 주고, 도우미는 엄마와 아기가 처음 세상에서 만나 떨어지지 않고 서로에게 잘 적응해 가도록 힘껏 도와야 할 것이다.

조산사와 의료진이 준비되어 있다면 집이 가장 편안하고 건강하게 출산할 수 있는 장소이듯이, 산후에 엄마와 아기에게 가장 건강한 환경 또한 집이다. (첫 출산의 경우) 진통과 모유 수유를 모두 도와줄 수 있는 전문가만 있다면 말이다.

오늘날 산후조리원에서 아기와 엄마, 아빠 그리고 가족만을 위한 공간을 할애하지 못하고 병원처럼 아기를 신생아실로 보내고, 젖병을 쉽게 물리며, 큰아이를 함께 있게 하지 못하는 점은 이런 의미에서 참으로 아쉽다.

Part 4

아빠들이 들려주는
출산 이야기

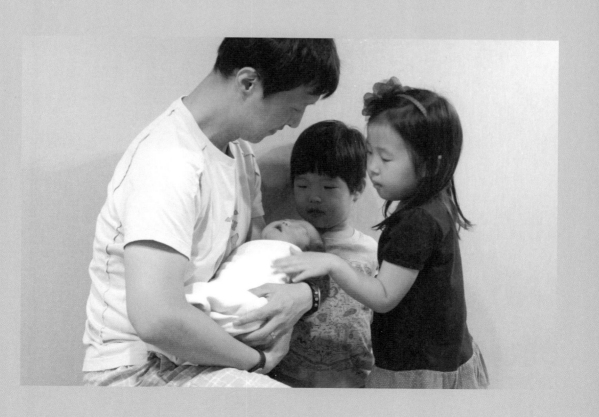

자연주의 출산,
할 만합니다

자연이네 | 이적성

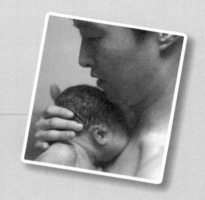

새 생명은 우리에게 기다림을,
배려를, 온전한 사랑을
가르쳐주었습니다.

왕초보 엄마와 초무식 아빠의 진통 맞이

중요한 회의 때문에 출근을 한 토요일, 행여나 진통이 온다는 연락이 올까봐 온 신경을 휴대폰에 쏟고 있었다. 이미 예정일이 하루 지난 상태라 노심초사하고 있는 아빠의 마음을 아는지 모르는지 자연이(태명)는 아직 아무런 소식이 없다. 하필이면 이런 때 주말 출근이라니…… 불평을 늘어놓으며 일을 마쳤다.

일요일 아침! 드디어 양수가 흐른단다. 야호! 오늘은 출근을 안 해도 된다! 아싸~! 회사에 연락을 하고! 일단 출산센터로 Go Go!! 아~! 그런데 양수가 흐른다는 건 안 좋은 거 아닌가 하는 생각이 들었다. 아직 진통도 없고……

중요한 업무를 제쳐두고 왔는데 걱정이다. 음, 오늘 저녁 아기가 태어났다는 보고를 해야 할 텐데…… 조산사님 왈, 양수 먼저 흐르면 늦게 진통이 오는 경우도 있단다. 앗! 이런! 회사에 뭐라고 하지? 에이~ 몰라! 제껴! 곧 태어날 자연이에게 집중하자!

출산센터에서 집으로 돌아가면서도 온통 자연이 생각뿐. 집에 가서는 차 뒷유리에 붙일 "아기가 곧 나오려고 해요!"라는 문구도 만들고, 저녁을 먹고 나서는 자연 맘과 함께 동네 공원을 걸었다. 아내는 진통이 오는 듯한데 강하지는 않다고 한다. 졸다가 출산센터에 연락해 상황을 보고하다 보니 어느덧 새벽 2시! 아내는 조금씩 진통을 참기 힘들어한다. 다시 출산센터에 연락을 하니 일단 오라고 한다. 요호~! 자연 맘은 어느새 바리바리 짐을 싸두었다.

새벽 3시, 메디플라워 도착! 반겨주시는 조산사님! 내진을 해본다. "어머 다 열렸네요. 잘 참으셨어요"라는 칭찬을 듣고 싶어 엄청 참았다는 자연 맘. 그런데 고작 2센티미터 열렸단다. 헐! 옆에서 봐서는 곧 출산할 태세던데…… 생각해 보니 그건 아침이 오기 전에 출산하겠다는 왕초보 생초보 엄마와 거기에 동조하는 초무식 아빠의 허황된 꿈일 뿐이었다.

일단 다시 집으로 가는 것은 뭔지 후퇴하는 것 같아 입원 결정. 기다리고 있자니 약간의 피로함이 느껴진다. 그래, 아침이 오기 전에 잠깐 눈이라도 좀 붙여야지. 그런데…… 그렇다. 진통하는 자연 맘을 옆에 두고 쿨쿨 잤던 것이다. 음, 눈을 떠보니 살짝 밝은 것이…… 아침이 분명하다.

미안하게도 자연 맘은 한숨도 못 잔 듯하다. 점점 초췌해져 가는 모습이지만 신기하게도 배는 고픈 모양이다. 쿨쿨 잔 것이 미안하기도 하고, 아침은 든든히 먹여야 할 것 같아 밖으로 나왔는데, 자연 맘은 식욕이 전혀 없단다. 결국 나만 또 밥 한 그릇을 싹 비우고 돌아왔다.

아침을 부실하게 먹은 자연 맘, 조금 지나니 샌드위치가 먹고 싶단다. 총알같이 빵집으로 달려갔다. 이번에는 바나나가 먹고 싶단다. 다시 마트로 달려갔다. 드디어 나도 뭔가 도움이 되는 느낌이다.

자연 맘이 나름의 호흡을 하며 진통을 보내고 있는데 드디어 원장님이 들어오셨다. 여전히 자연 맘의 목표는 오전 출산!! 내가 보기에 애 낳기 직전에 온다는 '멘붕 본격 진통'은 아직 아닌 것 같은데…… 무슨 산모가 목표를 세운다냐?

그런데 원장님 왈, 호흡이나 이완이 잘 안 되고 있단다. 헐. 어쩌나? 우리 부부는 지금이라도 둘라 선생님을 불러오면 오전에 출산할 수 있느냐는 가당찮은 질문을 막 남발한다.

원장님이 웃으며 한 마디 한다.

"생각이 너무 많으시네요."

음, 그런 거군. 아직 멀었군. 그럼 대체 언제?

잠시 서로를 멀뚱멀뚱 쳐다보았다. 자연 맘은 호흡하다 끙끙대다 물 마시다 다시 호흡하기를 반복한다. 자연 맘의 얼굴에 땀이 송송하다.

얼마 후 조산사님이 들어와 저녁쯤 되어야 출산할 것 같다고 하신다. 야호! 그리고 이어 들어온 둘라. 이제부터 둘라의 대활약이 펼쳐진다. 그러면서 나는 완전 찬밥 신세가 되고 만다. 찬밥이면 뭐 어떤가? 진통은 애 엄마가 하는 건데…… 나는 딱히 그 진통을 줄여주지도 못하고 온전히 지켜보기만 할 뿐이다. 그런데 둘라는 다르다. 인간 진통제라는 별명답게 둘라가 도와주자 자연 맘의 호흡 소리와 표정이 완전히 바뀐다.

시간은 흘러 흘러 식욕이 돌아온 자연 맘. 죽을 먹고 싶다는 자연 맘의 명령?! 음…… 다시 내가 할 일이 떨어졌다. 죽을 찾아 삼만 리…… 전복죽을 어렵게 구해왔는데 죽 한 그릇을 비우는 데 두 시간이나 걸린다. 진행에 가속도를 붙이기 위해 우리는 계단으로 갔다. 계단을 오르락내리락하다가 방으로 돌아오면 봉 잡고 돌리기를 수차례, 마침내 본격적인 출산의 시간이 다가온다. 자궁 문은 거의 다 열리고……

가슴으로 느낀 뜨끈한 새 생명

수중 출산을 위해 욕조 주변에 촛불로 분위기도 조성했다. 아직까지 이성의 끈을 놓지 않은 자연 맘은 우아하게 출산을 할 거라며 준비한 옷을 입고 욕조로 들어간다. 그런데 이완이 너무 많이 된 것인지 아기가 나올 기미가 전혀 보이지 않는다. 힘주기를 어려워하던 자연 맘은 결국 다시 물 밖으로 나왔다. 둘라 선생님이 없었으면 자연 맘이 지치기 전에 내가 먼저 지쳐 떨어졌을 것 같다. 다시 한 번 둘라에게 감사. 둘라야말로 출산의 일등 공신이다.

물 밖으로 나온 자연 맘은 출산 의자에도 앉았다가 결국 침대 위로 올라가 전통적 자세를 취하였다.

밤 10시경부터 나는 커다란 곰 인형처럼 아내의 등을 받치고 앉아 진통에 동참하기 시작했다. 진행이 많이 되었으니 이제 곧 아기를 볼 수 있겠다는 기대감에 부풀어 밀어내기에 일조를 하고 있었는데 다리도 저리고 오줌도 마렵다. 한 시간이 흘렀는데도 자연이는 나올 기미가 안 보이고 자연 맘은 거의 울고 계시다. 난 디스크 수술을 해서 허리도 안 좋은데 슬슬 허리는 아파오고 다리는 더 저려온다. 하지만 젖 먹던 힘까지 다 짜내고 있는 아내를 두고 어찌 내 허리가 아프다는 말을 할 수 있겠는가. 끙.

아, 이제 오줌보가 꽉 찬 것 같다. 더는 참을 수가 없다. 이런 ㄷㅔㄴㅈㅏㅇ. 그런데! 슬슬 자연이의 머리가 보인다. 근데 나왔다가 다시 들어간다.

자정이 지났다. 월요일도 다 가고 화요일이다.

자연주의 출산 아빠들, 아내가 수중 출산하겠다고 하면 두말 말고 적극 협조하세요. 욕조 안에서 출산할 수 있다면 아내뿐만 아니라 남편들도 한 가지 확실한 혜택(?)이 있으니……

그것은!!! 뭐 물 색깔이 아주 노랗게 변하지 않는다면…… ㅋㅋㅋ 오줌보의 고통은 줄일 수 있지 않을까?^^;;; 오줌은 깨끗하다고 하니까……

어쨌거나 곧 나올 거 같은데, 나올 거 같은데…… 자연이도 나올 거 같고 내 쉬야도 나올 거 같고…… 난감하다. 하지만 자연이 엄마는 죽을힘까지 다 쓰고 있는데 이 정도 못 참을쏘냐……

마지막 밀어내기에 나도 모르게 집중하고 있을 때 원장님의 한 마디가 들려온다.

"앞으로 세 번만 더 진통하면 나오겠네요."

그리고, 정말 세 번 만에 자연이가 미끄덩 나왔다. 정말 순식간(?)이었다.

시곗바늘은 1시 1분을 가리키고 있다.

드디어 자연이가 엄마 품에 안긴다. 쉬야 생각은 이미 내 머릿속에서 달아나고 없다. 아, 이게 인간의 한계를 극복한다는 거구나 싶다. 역시 출산은 위대한 일이다.

근데, 자연인 급했나 보다. 바로 엄마 배 위에 뭔가 질퍽한 게…… 첫 태변이다. 하하하! 웃음만 나온다. 그렇게 엄마 배 위에 안겨 있는 자연이.

지금 생각해 보면 정말 꿈만 같다. 그 뛰는 태맥이며, 한참 후 직접 내 가슴에서 느꼈던 뜨끈한 새 생명의 감동…… 어떻게 읽었는지 기억도 없지만 준비한 편지를 자연이에게 읽어준다. 화장실을 언제 갔다 왔는지는 더욱 가물가물하지만, 자연이의 그 강렬한 생명의 에너지와 부드러움, 따뜻함, 말로 표현 못할 그 느낌들은 절대 못 잊을 것 같다. 그렇게 자연이는 내 품에, 내 가슴속에 들어왔다.

자연 엄마! 원영아~! 사랑해~♡ 우리 딸! 자연이~! 사랑해~~♡

자연주의 출산 동지 여러분! 애 많이 쓰세요! 할 만합니다.^^

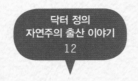

아빠와 큰아이의 출산 참여

온 가족이 새로운 생명의 탄생 순간을 함께하는 것은 얼마나 감격스러운 일인가. 자연주의 출산 환경에서는 남편이 함께하는 출산을 권장하고, 산전 교육도 부부가 함께 받도록 한다. 특히 아기 출생의 순간을 지켜보며 남편은 자신의 탄생과 가족의 의미를 되새겨보게 되고, 대부분 감격의 눈물을 흘린다.

출산에서 남편의 역할은 임신 초기부터 시작된다고 보는 것이 맞다. 자연주의 출산을 결심한 부부는 출산에 대한 바람과 계획 등을 직접 세우고, 그에 맞추어 세상에 단 하나뿐인 출산을 준비한다. 남편은 임신 기간 동안 육체적으로나 정서적으로 큰 변화를 겪게 되는 아내에게 끊임없는 사랑과 안정감을 불어 넣어주고, 임신과 출산에 관해 올바르게 이해하고 준비하며, 임신 후반기가 되면 진통 과정에 관해 미리 숙지한 뒤 아내가 계속해서 건강한 습관을 유지할 수 있도록 격려한다.

감격적이고도 평화로운 아기 탄생의 순간을 맞이한 뒤에는 캥거루 케어는 물론이요, 모유 수유와 회복, 이후의 육아까지 적극적으로 동참하게 된다. 남편이 더 이상 출산의 방관자나 관찰자가 아닌 또 한 명의 주인공으로 재탄생하는 것이다.

첫아이가 동생이 태어나는 일에 적응하는 것은 또 다른 도전이다. 진통과 출산 과정이 아빠에게 중요하듯이, 첫아이에게도 매우 중요한 일이다. 첫아이의 나이와 인지 능력, 성격에 관계 없이 가족이 생명의 첫 시작을 함께하는 것은 형제, 자매의 정신 건강에 매우 중요하다. 엄마의 출산을 지켜보고 돕는 과정에서 큰아이는 자연스럽게 성性과 출산의 의미, 그리고 여성의 몸에 대해 본질적인 이해를 하게 된다. 또한 엄마도 누군가의 도움이 필요한 사람이라는 것을 처음 인지하게 된다.

아기에게 출산 과정은 폭력적이지 않다. 오히려 모를 것이라고 생각해 제외시켰다가 형제나 자매를 갑작스럽게 만나게 하는 것이 심리적으로 더욱 불안하게 할 수 있다. 이를 위하여 산전 진찰과 교육 과정에 큰아이와 함께 오는 것을 적극 권장한다. 출산 후에도 마찬가지다. 아이들이 아프지만 않으면 가족이 함께 있기를 권한다. 이들을 떼어놓는 것은 엄마와 큰아이 모두에게 도움이 되지 않는다.

바보 남편
울보 아빠

초심이네 | 박동명

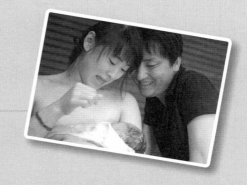

나의 천사, 나의 아가, 이 세상에 와줘서 고마워.

내가 지켜줄게. 언제까지나 너의 기댈 언덕이 되어줄게.

꿈에 그리던 아기를 품에 안고서,

비로소 아빠가 되었습니다.

울지 않는 아기?

아내의 임신을 확인하고 가장 먼저 한 일은 병원을 정하는 것이었다. 우리 부부는 병원의 네임 밸류를 보고 C병원을 선택했다. 병원을 다니면서 그다지 큰 불편함이나 걱정은 없었다. 그저 초심이(태명)의 초음파를 보면서 신기해했고, 의사와 짧은 만남을 통해 아기와 산모가 건강하다는 것을 확인하는 정도였다. 이때까지 나의 태도는 대부분의 예비 아빠들처럼 가능한 한 병원에 같이 가주고 초음파를 보면서 같이 즐거워하는 정도였다.

하루는 초심 엄마가 요가 선생님이 추천해 준 동영상이라면서 비디오 하나를 가지고 왔다. 제목이 〈울지 않는 아기〉였다. '울지 않는 아기? 태어나면 울어야지, 울지 않는다니?' 처음에는 뭔가 이상이 있는 아기들에 관한 영상이라고 생각했다. 하지만 비디오에서 나오는 영상은 나의 상식을 깨는 충격적인 내용이었다. 이후 우리 부부는 좀 더 자료를 찾아보며 자연주의 출산에 대해 알아보기 시작했다. 이 과정에서 자연주의 출산을 결심하게 되었고, 산전 교육을 받은 후 정말 많은 생각의 전환이 이루어졌다.

교육 내용은 이랬다. 출산의 주체는 엄마와 아기이고, 출산은 공포와 두려움의 대상이 아니며, 예비 아빠는 아내가 출산할 때 충분한 이완을 할 수 있도록 아내의 호흡을 돕고, 뱃속의 아기를 위해 많은 태담을 해주면서 방관자가 아닌 적극적인 동반자와 지지자가 되어야 한다는 것이었다.

나는 새로워진 마음가짐으로 '아빠와 요가' 프로그램에도 적극 참여했고, 예정일이 가까워질수록 자연스런 출산을 위한 긍정적인 암시와 이완 훈련을 돕는 히프노버딩도 열심히 실천했다. 매일 히프노버딩 대본 읽어주는 것이 힘들까봐 내용을 녹음해 놓기도 했다.

예정일을 19일 앞둔 어느 저녁, 초심 엄마가 갑자기 몸에서 무엇인가가 나왔다고 한다. 약간의 피가 콧물처럼 끈적끈적하게 나왔다.

'이슬이 맞나? 이슬이 아니면 뭐지? 이제 정말 시작인가? 무엇을 어떻게 해야 하지? 이슬이 비치면 애가 나오는 건가? 내일이면 나오나? 아, 떨린다!'

병원에 전화해 보니 조산사님은 일단 병원에 와서 검사를 받아보라신다. 병원에서 태동 검사를 하니 이슬이 맞지만 아직은 때가 아닌 것 같다며, 좀 더 많이 걷고 운동하고 마음 편히 기다리라고 하신다. 우리는 이슬이 비치면 바로 아기가 나오는 줄 알았는데 꼭 그렇지만은 않은 것 같다.

예정일 기준 13일 전날 밤 약간의 양수가 흘러나왔다. 처음에는 양수라 생각하지 않고 이슬이 좀 더 많이 나온다는 정도로 생각했다. 다음날 아침엔 많은 양의 양수가 나왔다. 오후가 되어 양수의 양이 더 많아져서 아내와 함께 병원으로 향했다. 진통의 간격은 아직 불규칙했다. 병원에 가기 전 아내와 함께 한 시간 정도 걸었더니 진통이 조금 더 자주 왔다. 5분, 3분, 때로는 7분 간격이었다. 우리는 진통이 오면 멈춰 서서 호흡을 했다.

"하나, 둘, 셋, 넷, 휴~"

지나가는 사람들이 보면 정말 웃겼을 것이다. '곧 애가 나오려나? 그런데 저 부부는 왜 병원을 안 가고 길에서 저러고 있지? 저러다 무슨 일 생기면 어쩌려고……' 하는 시선이 느껴졌다. 사실 주위에 아기를 낳아본 사람이 없거나 자연주의 출산이 무엇인지 전혀 감이 없는 분들이라면 이렇게 생각할 수밖에 없었을 것이다.

출산센터에 도착해서 내진을 해보니 자궁 경부가 2센티미터 정도 열렸다고 한다. 기대감으로 입원 수속을 밟은 뒤 아내와 함께 다시 근처의 교대 캠퍼스를 걷고 돌아왔다. 원장님이 말했다.

"진통의 간격이나 강도를 보았을 때 오늘 밤은 넘길 것 같네요. 체력을 비축하기 위해서 엄마 아빠 모두 잠을 푹 자두세요."

자는 둥 마는 둥하다 아침을 맞았다. 진통의 간격이 좁아지거나 강도가 더 심해지지는 않았다. 우리는 또다시 고속터미널까지 걸었다. 그런데 생각지도 못한 상황이 벌어졌다. 아내가 말했다.

"진통이 사라졌어."

진통이 사라지다

병원으로 돌아와 이 상황에 대한 설명을 들었다. 간혹 자연주의 출산 상황에서 진통이 느려지거나 사라지는 때가 있다고 한다. 양수는 계속 흘러나오고 있는데 진통이 제대로 진행되지 않아서 완전한(?) 자연주의 출산은 할 수 없을 것 같다는 생각이 들었다.

피검사 결과 혈소판의 수치가 급감한 것으로 나왔다. 혈소판이 부족하면 혈액 응고에 문제가 생기고, 다량의 출혈이 있을 수도 있으니 대비를 해야 한단다. 당황스러운 상황의 연속이었다. 자연주의 출산을 꿈꾸며 오랫동안 준비했는데, 자칫하다 모든 노력이 수포로 돌아가는 것이 아닌가 염려가 되었다. 원장님은

243

혈소판 수치 확인을 위해 피 검사를 다시 해보고 만일을 대비하여 의료 조치를 준비하기로 했다. 약한 진통은 촉진제를 사용할 수 있다고 했다. 이러한 상의는 나를 따로 불러 밖에서 하였다.

잠시 후 혈액 검사 결과가 나왔다. 혈소판 수치가 낮기는 하나 아주 위험한 것은 아니어서 촉진제를 맞기로 했다. 촉진제가 들어가자 진통이 다시 왔다. 진통 간격도 3분이었다. 이제 본격적으로 해보자는 마음으로 그동안 교육에서 받았던 다양한 진통 경감 자세를 취해보았다.

오후 7~8시. 진통이 진행되는 동안 초심 엄마와 나는 계속 썰렁한 농담을 해가면서 진통을 즐기려 했다. 예를 들어 출산이 임박하면 강도가 세어진다는 조산사님의 말에 "아니 왜 애를 낳는데 강도가 들어오나?" 하는 식이었다. 조산사님은 빵빵 터지며 재미있어하셨다. 한편으로 내심 걱정하는 표정이 보였다. '이 부부 이렇게 농담할 여유가 있는 것 봐서 아직도 진행이 많이 안 된 것 같은데 어떻게 해야 하지?' 하는 염려를 하는 듯했다.

그런데 잠시 후 다시 들어와 반가운 소식을 전하셨다. "2센티미터에서 4센티미터 가는 게 어려운데……" 하시며 결과는 7센티미터라고 한다. 조산사님은 이 정도까지 진행되었을 줄은 몰랐다며 좋아하신다.

오후 10시. 조산사님이 다시 방에 들어왔는데 가지고 온 장비들이 달랐다. 이제 정말 출산이 임박한 것 같다. 드디어 아기 머리가 보인다고 한다. 이제 얼마 안 남았다. 진통의 강도가 심해지며 아내의 회음부가 조금씩 열렸다. 이제 통증이 느껴지는 부위가 다르다고 한다. 나중에 들어보니 진통이 진행되면서 통증이 느껴지는 위치가 조금씩 바뀌었다고 한다. 처음에는 배 쪽으로 강한 통증이 느껴지다가 점점 허리, 아래 골반, 그리고 마지막에는 회음부가 많이 불편했다고 한다.

오후 11~12시. 아내가 내 손을 잡으며 힘을 주었다. 의료진의 응원은 큰 힘이 되었다.

"머리가 보여요. 거의 다 왔어요. 힘주고, 그렇지, 그렇지. 이제 연속 세 번 힘주는 걸로 갈까요? 그렇지, 처음처럼 힘주면 돼요. 잘한다, 잘한다."

주변의 응원에 출산 호흡에만 집중하던 아내는 딱 한 번 이렇게 외쳤다.

"아, 나 못해…… 나 못해……"

이제 거의 마무리되어 가는 시간, 아내는 출산 의자로 자리를 옮겼다. 나는 아내 뒤에 앉았다. 그렇게 몇 번을 더 힘주고, 마지막 나오는 단계에서 '하하하' 스타카토 호흡을 몇 번 하면서 자정을 넘겼다.

4월 16일 00시 01분. 마지막 '하하하' 하는 호흡에 드디어 기다리고 기다리던 우리 초심이가 세상에 나왔다. 한 번 울음을 앙~ 터트리더니 바로 엄마 품에 편안하게 안겼다. 눈물이 흘렀다. 바보같이 '엉엉엉' 울었다. 마치 내가 세상에 태어난 것처럼 울었다.

"이 아기가, 이 아기가, 우리의 아기구나……"

아내도 초심이를 품에 안고 감격해했다. 그리고 드디어 초심이가 내 품에 안겼다. 따뜻함과 말로 표현할 수 없는 격한 감동과 사랑이 초심이로부터 전달되었다. 지금까지 느껴보지 못했던 감정이 가슴속에 가득 차올랐다. 탯줄을 만져보니 여전히 태맥이 뛰고 있다. 엄마 뱃속에서 엄마와 연결되어 있던 이 끈이 이제는 보이지 않는 사랑이라는 끈으로 연결되어야 할 때라고 생각했다. 준비해

놓은 편지를 읽으며 아내에게 고마움을 전했다. 그리고 초심이를 위해 쓴 편지를 읽어주었다.

"정말 많이 기다렸는데 이렇게 만나게 되어서 반갑다. 난 너의 아빠란다. 우리의 마음이 변치 않을 것을 기대하며 너의 태명을 초심이라고 지었지……"

순간순간 목이 메어왔다. 그렇게 나는 바보 남편, 울보 아빠가 되었다.

이 세상에 똑같은 출산은 없다

이 세상에 태어난 초심이는 한결이라는 예쁜 이름을 갖게 되었다. 이제 100일을 향해 달리고 있는 한결이는 잘 울지 않는 천사표 아기이다. 엄마 아빠에게 자신이 필요한 것을 알리는 정도의 울음만 운다. 잠도 편안하게 잘 잔다. 정말 이런 천사 아기가 또 있을까 싶을 정도이다. 자연주의 출산으로 낳았기에 이렇다고 확신할 수는 없을 것이다. 하지만 자연주의 출산을 통해 불필요한 의료 행위나 간섭 없이 이 세상에 나왔기에 좀 더 편안하게 바깥 세상에 잘 적응해 가는 것 같기는 하다.

이 아기가 자아를 지키며 자신의 의지로 이 세상을 살기 바라는 마음으로 우리 부부는 자연주의 출산을 선택했다. 그리고 보통의 산모와는 달리 여러 가지 예상치 못한 일을 겪기도 했다. 이슬도 예정일보다 일찍 비치고 양수도 미리 터지고 진통도 갑자기 사라지고 혈소판 수치도 낮은, 꽤나 어려운 출산이었다. 이런 어려운 상황에서도 우리 부부를 안심시켜 주고 끝까지 도와준 자연출산센터 식구들께 깊은 감사를 드린다.

세상에 단 하나도 똑같은 출산은 없다고 한다. 그렇기에 이 세상의 모든 아기들은 자신의 의지대로 자신이 원할 때 이 세상과 만날 권리가 있다고 생각한다. 그리고 좀 더 많은 이 땅의 아기들이 이 권리를 누릴 수 있게 되기를 가만히 소원해 본다.

참고로 아내는 출산한 날 낮에 아기를 안고 걸어서 퇴원했다. 회음부도 전혀 찢어지지 않았고, 이후 회복도 엄청 빨라서 자연주의 출산의 덕을 톡톡히 보았다. 문득 이런 말이 생각났다.

"순간의 고통이 몇 달을 편하게 합니다."

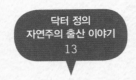

자연주의 출산 현장에서 의사의 역할

진통과 출산의 과정을 마친 뒤 아빠들에게 흔히 듣는 말이 있다.

"출산이 이런 건지 몰랐어요."

"아내에게 잘해야 할 이유가 있었네요."

"의사가 어떤 역할을 하는지 알 것 같아요."

"아무나 아기 받는 의사가 될 수는 없을 것 같아요."

결국 그들은 이렇게 말하며 힘찬 악수를 청한다.

"고맙습니다."

자연주의 출산 현장에서 의사는 무얼 하는지 궁금해 하는 사람이 많다. 어떤 사람들은 "아무것도 하지 않는다"라고 오해하기도 한다. 그러나 한 가족의 자연스럽고 평화로운 출발을 위한 의사의 역할은 임신 초기부터 시작해 출산 이후까지 이어진다고 보는 것이 마땅하다. 구체적인 역할은 다음과 같다.

❶ 산전 관리시 산모와 가족에게 자연주의 출산의 정의를 내려주고, 출산의 참의미를 깨닫도록 돕는다. 의학적 기준에 따른 검사를 한 뒤에는 그들에게 맞는 출산법을 상담하며 보호자와도 끊임없이 소통한다. 진통과 출산에서 의사는 산모와 감성적인 뇌, 즉 가슴으로 소통해야 한다. 산모가 불안해하지 않도

록 배려하고 끊임없이 지지해야 하는 것이다. 출산이 항상 자신이 원하는 방향으로만 되는 것은 아니다. 출산 과정에는 간혹 의료 개입이 필요한 상황이 발생하기도 하는데, 이러한 결정을 내릴 때 진통중인 임신부와 대화하기란 쉽지 않다. 이때 의료진과 가장 긴밀하고 적절한 대화를 나눌 수 있는 사람은 바로 남편이다. 이런 의미에서 산전 관리와 교육, 그리고 진통 과정에서 주치의와 남편이 자주 만나고 친해지며 대화를 하는 것은 매우 중요하다.

❷ 체력과 영양 관리, 호흡과 이완 등에 관한 교육을 실시함으로써 출산에 대한 막연한 두려움을 없애도록 도와주고 올바른 가이드를 제공한다.

❸ 조산사를 만나게 해주고 출산 환경에 대해 의논하며, 출산시 일어날 수 있는 모든 과정들에 관해 충분히 이야기를 나누고, 변화된 삶을 준비할 수 있도록 돕는다.

진통과 출산의 진행 상황을 코치하고, 출산이 엄마 아빠가 계획한 바와 다르게 흘러간다면 정서적으로 돌보아줌과 동시에 정확하게 위험 요인을 평가한다. 안전하고 건강한 방법에 대해 선택할 수 있도록 충분한 정보를 제공하고, 수술이나 상급 기관의 전문적인 치료가 필요한 상황을 정확히 판단해 즉각 조치해야 한다. 응급 수술과 신생아 심폐소생술을 포함한 의료적 중재에 대해 평소에 철저히 대비해야 함은 물론이다.

출산 후에는 태반 관리, 출혈 및 합병증 대비 및 관리, 모유 수유, 산후 회복 관리에 대해 조언함은 물론이요, 기념 사진도 찍고 앞으로의 삶을 응원하고 축복하며 기쁨을 나눈다.

출산 동반자가 되어
함께한 축제의 순간

공감이네 | 이한구

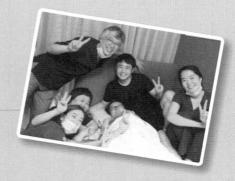

힘든 행군길을 함께 걷는 동료처럼,

당신과 나 이 고개를 함께 넘습니다.

고개 저 너머에서 우리를 기다리는 아름다운 저 별 하나……

조금씩 가까워 옵니다.

천둥의 신 토르도 축하하다

기나긴 40주의 기다림에도 불구하고, 우리 공감이(태명)는 엄마 아빠와의 만남을 쉽사리 허락하지 않았다. 하지만 그런 아빠의 조급한 마음을 알아차리기라도 한 듯이 예정일에서 3일 지난 6월 15일 새벽 4시경, 5분 간격의 진통으로 엄마에게 노크를 해댔다. 처음 겪어보는 상황이라 마음은 쿵덕거리고 어떡해야 하나 안절부절못했지만 마음을 다잡고 출산센터에 전화를 건 뒤 곧 출산 가방을 챙겼다.

집에서 출산센터까지 한 시간 걸리는 길이 어찌나 멀게만 느껴지던지······ 차 안에선 아내가 진통으로 신음하고, 밖에서는 천둥의 신 토르께서 아기의 탄생을 축하라도 하는 건지, 가는 내내 비가 억수같이 쏟아지고 천둥 번개가 쳐댔다. 드디어 병원에 도착하여 안도(?)의 한숨을 내쉬며 출산센터에 들어섰다.

자궁 문은 막 1센티미터가 열린 상황. 지금 입원을 해도 되지만 집에 갔다 다시 오는 것도 좋겠다고 하셔서 곰곰이 생각을 했다. 집은 좀 멀고, 출근 시간이 다 되어 도로 위에서 신음할 아내를 생각하니 이건 아니다 싶었다. 교대 근처 숙박업소를 알아보다가 옆에서 사색이 되어가는 아내를 보고 약간 이르지만 입원을 하기로 결정하였다.

첫날은 어떻게 지나갔는지 기억이 잘 나지 않는다. 아내는 진통을 하면서 호흡을 하고, 나는 옆에서 동반자 역할을 제대로 하려고 최선을 다해 칭찬을 해주고 사랑을 쏟았다. 그런데 자정이 다 되도록 4센티미터까지밖에 진행이 되지 않았단다. 아내는 느린 진행에 좌절과 실망을 하기도 하였다. 하지만 나는 필수 도서인 《자연스러운 탄생을 위한 출산 동반자 가이드》에서 본 대로 아내에게 희망과 용기를 주면서 동반자 역할을 계속했다.

진통은 하염없이 길어지고, 결국 조산사님께서 둘라 선생님과 함께해 볼 것을 권유하셨다. 출산을 계획하면서 메디플라워의 조산사님과 의사 선생님을 전적으로 신뢰하기로, 또 진통이 24시간이 넘어갈 경우 둘라의 도움을 받기로 미리 아내와 얘기를 나눈 터라 별 거부감 없이 바로 둘라 선생님을 불러달라고 부탁드렸다.

첫째 날 밤 11시 30분 경, 강은경 둘라 선생님이 오시면서 나는 약간의 휴식을 취하며 체력을 보충할 수 있었다. 진통하는 아내를 두고 자는 것이 마음에 걸리기는 했지만, 길어지는 산고를 함께 보내려면 내 체력도 잘 안배해야 했기에 미안함을 무릅쓰고 잠을 청했다. 그 와중에도 어찌나 단잠을 잤던지 다음날 아침 일찍 일어나 다시 동반자의 역할을 잘할 수 있었다.

이때만 해도 둘째 날 오후에는 우리 공감이를 볼 수 있지 않을까 기대를 했었다. 하지만 아내가 계속해서 변의가 느껴진다며 침대에 눕기를 주저해 기력이 너무 떨어진 상황이라, 조산사님과 둘라 선생님의 권유에 따라 수중실을 이용하게 되었다. 나는 미리 수영복을 챙겨오기도 하였거니와 아내와 모든 과정을 함께하기로 마음먹은지라 같이 입수를 하였다. 다행히 따뜻한 물속에서 휴식을 취하니 아내는 어느 정도 이완을 할 수 있었다.

진행도 좀 되어서 이제는 6센티미터까지 자궁 경부가 열렸다. 하지만 이때부터 다시 진행이 더뎌지기 시작했다. 아내가 의자에 앉은 자세에서 계속 진통을 하는 바람에 늦어지는 것 같아 잠시 이래라 저래라 지시를 하니, 아내는 자기도 하기 싫어서 안 하는 게 아니라 너무 힘들어서 그런다며 눈물을 보였다. 그때 어찌나 미안하던지…… 아내는 밤새도록 의자에 앉아서 잠깐 졸다 진통하기를 반복했지만 진행은 거의 되지 않았다.

3일째 되는 날, 병원에 도착한 지 48시간이 지나자 담당 조산사님께서 나를 불렀다. 그러더니 이제는 운동도 하고 움직여야 한다는 말씀과 함께 오후에는 양막을 찢어서 양수를 터뜨려보자는 제안을 하셨다. 계획서에 적은 대로 모든 개입을 하기 이전에 장단점을 비롯한 자세한 설명을 해주셔서 조산사님께 더욱 더 신뢰감이 생겼다. 진행이 느려지면서 김희경 둘라 선생님이 대신 와서 출산을 도와주셨다.

아침에 샤워를 하면서 아내와 차분하게 이야기를 나눴다. 양막을 터뜨리는 계획에 대해 얘기하고, 만약의 경우 수술을 할 수도 있겠지만, 우리가 이처럼 준비하고 노력했으니 원장님께서 교육 때 말씀하셨던 것처럼 그 또한 자연주의 출산일 거라고, 지금까지 잘했으니 마음 편하게 갖고 마지막으로 힘내보자고 서로 마음을 굳게 다잡았다.

공감 탄생의 길

김희경 둘라 선생님은 때론 엄하게 때론 자상하게 리드하면서 아내의 자세를 조금씩 바꿔가기 시작하였다. 산모가 침대에 누워 휴식을 취하고 기력이 조금 생기자, 오후에는 교대로 산책 다녀올 것을 권했다. 평소에는 10분이면 왕복할 만한 거리였지만, 아내와 함께 진통을 보내며 한 발 한 발 가자니 2시간 30분이나 걸리는 긴 여정이 되었다. 진통이 없을 때는 교대 쪽문으로 가는 이 담벼락 길을 '공감 탄생의 길'로 이름 붙여야 한다며 농담도 했다. 때론 진통하고 호흡하는 우리를 격려하고 도와주려는 분들을 만나기도 하고, 유월의 짙푸른 녹음을 보면서 기분을 전환하기도 하였다.

마라톤의 마지막 스퍼트와 같았던 '공감 탄생의 길'은 알고 보니 출산으로 가는 지름길이었다. 여기서 산모의 골반이 열리면서 우리 공감이가 밑으로 많이 내려온 것은 물론 양막도 부분적으로 파열이 되면서 진행이 빨라진 것이다.

출산센터로 돌아오니 조산사님과 둘라 선생님께서 우리를 환한 표정으로 맞아주셨다. 확인 결과 진행이 약간 더 되긴 했지만 양막이 아직 다 열리지 않아 양막을 인위적으로 열었다. 그러자 양수가 엄청나게 흘러나왔다. 그리고 아기가 약간 사선으로 놓인 상태라 태아 상태를 바로잡는 스피닝 자세를 취했다. 아내는 골반이 틀어지는 듯한 아픔을 잘 참아주었다. 그렇게 40~50분 동안 자세를 바로잡고 나서, 둘라 선생님께서 갑자기 손전등으로 안을 유심히 보시더니 급하게 달려나가 조산사 선생님을 찾기 시작했다.

그때부터 의료진의 발걸음이 분주해지기 시작했다. 출산기로 접어든 것이다. 그렇게 정신없이 두세 시간이 지나가면서 나는 아내와 함께 진통을 했다. 마지막 만출기 때 아기 머리가 걸려 있는 걸 보면서는 눈물이 나서 참느라 고생했다. 아기랑 아내가 얼마나 아프고 힘들지 생각하니 가슴이 찢어질 것 같았다. 그러다 보니 진짜 마치 내가 진통하듯이 수축이 올 때마다 온몸에 있는 힘 없는 힘을 다 주면서 아기를 함께 밀어냈다.

아빠가 두 팔 벌려 받아줄게

곧 조산사님이 소독된 비닐 장갑을 건네며 차분히 설명을 해주신다. 아기 머리가 나오고 나면 어깨부터 시작해서 후루룩 나올 테니 몸통을 받으라고 말씀해 주신다. 그 말이 떨어진 직후, 병원에 도착한 지 무려 60시간이 지난 뒤에야 너무나도 따스한 공감이가 내 손에 닿으며 세상에 나왔다. 임신 내내 "아빠가 두 손 벌려 널 편안하게 받아줄 테니 겁내지 말고 이 세상에 나와"라고 했었는데, 진짜 그 말처럼 내 두 손에 공감이가 내려앉았다.

그 순간 벅차오르는 감정을 어찌 말할 수 있을까? 눈에서는 눈물이 나는데 끊임없이 웃음이 흘러나오고, 머릿속에서는 여의도 불꽃 축제가 현란하게 펼쳐지면서 모든 세상이 아름다워 보이고 행복해 보였다. 태어나서 처음 맛보는 커다란 행복감이었다. 잘 견뎌내 준 아내에게 사랑과 감사와 더불어 존경심이 흘러넘쳤다. 새롭게 세상에 나선 아기는 어찌나 신기하면서도 아름다운지!

처음부터 우리와 함께해 주신 강은경 둘라 선생님, 산모를 잘 구슬려 출산에 다다르게 해주신 김희경 둘라 선생님, 2박 3일 동안 병원 안에서 우리를 돌봐주시고 그 와중에도 3~4명의 아기를 더 받으신 강정화 조산사님, 늦은 시간까지 우리 출산을 기다리며 함께 기뻐해 주신 김라현 원장님, 교육을 마치고 축하해 주기 위해 들렀다가 후처리까지 맡아주신 정환욱 원장님, 그리고 출산을 도와주신 모든 분들께 감사드린다. 자부심 없이는 도저히 못해낼 일들을 일상처럼 하시며 수많은 새 생명의 출발을 축복해 주시는 이분들과, 모든 과정을 꿋꿋이 이겨내 준 아내와 아기 덕분에 우리 출산은 고통이 아니라 축제가 되었다.

아직 그때의 감동은 몸과 마음에 고스란히 남아 있다. 글을 쓰는 지금도 넘치는 감격과 행복감에 소름이 돋는다. 자연주의 출산 이후에 얻은 것은 아내와 아기에 대한 넘치는 사랑과 앞으로의 삶에 대한 자신감이다. 그건 남들과 다르게 내 방식대로 살아가도 잘 살아갈 수 있겠다는 근거 있는 자신감이다.

마지막으로 자연주의 출산의 영웅이자 주인공인 나의 아름다운 아내와 새 생명을 잉태하고 낳으신 세상의 모든 어머니들께 존경을 표한다. 역시 옛말이 틀린 게 하나도 없다.

"모든 어머니는 위대하다."

다음은 제가 생각한 출산 동반자(남편)를 위한 몇 가지 팁입니다.

❶ 대화하라. 출산 계획서를 쓰면서 산모랑 충분히 대화하고, 만일의 경우까지 생각해서 어떤 선택을 할지 미리 대화를 해두면 예기치 못한 경우에도 빠르게 판단하고 대처할 수 있답니다. 그리고 본인들이 원했던 구체적인 부분도 챙길 수 있습니다.

❷ 사랑하라. 사랑해서 결혼한 산모를 끊임없이 더 사랑해 주세요. 당신의 사랑에 산모는 한 번 더 진통을 이겨낼 수 있는 힘을 낸답니다.

❸ 칭찬해라. 특히 초산인 경우 산모는 자기가 잘하고 있는지에 대한 확신이 없답니다. 끊임없는 칭찬이 산모에게 자신감을 불어넣어 줄 겁니다.

❹ 공부해라. 출산 동반자가 되어 산모를 지지해 주려고 해도 뭘 알아야 지지를 해줄 수 있습니다. 자연 출산의 두 바이블《평화로운 출산 히프노버딩》

과 《자연스러운 탄생을 위한 출산 동반자 가이드》 정도는 읽어보고 가셔야 예기치 않은 상황에도 당황하지 않고 잘 대처할 수 있을 겁니다.

⑤ 함께하라. 산모가 외롭게 출산을 맞이하도록 절대 내버려두지 마세요. 몸뿐만 아니라 마음까지 함께해 주면 마라톤처럼 긴 여정을 서로 의지하면서 이겨낼 수 있답니다. 산모들이 힘들 때 속된 말로 흔히 "나 혼자 애 가졌나?" 하지요. 이 말이 맞습니다. 같이 가진 아기니까 언제나 함께해 주세요.

⑥ 신뢰하라. 우선 산모를 전적으로 신뢰해야 합니다. 산모가 아프다면 아픈 거고, 힘들다면 힘든 겁니다. 모든 부분에 있어 산모의 느낌이 가장 정확합니다. 그리고 당신과 산모가 선택한 병원과 의료진을 전적으로 믿어야 합니다. 의심하는 순간 망설이게 되고, 망설이는 순간 앞으로 나아갈 확신이 없어집니다. 제 경험상 메디플라워에 있는 모든 분들은 충분히 신뢰할 만합니다. 접수부터 출산까지 모든 분들이 친절하고, 전문적이셨으며, 심지어는 산후의 모유 수유 클리닉까지 모든 부분에서 저희 신뢰에 100퍼센트 이상 응답해 주셨답니다.

나만의 출산 계획서 작성하기

평화로운 출산을 위해 엄마 아빠가 먼저 해야 할 일은 삶의 우선순위를 가정에 두고 영양이나 운동, 태교와 출산을 위한 온전한 준비를 하는 것이다. 그리고 출산에 임박해서는 어떤 출산을 어떻게 해야 할지 스스로 구체적인 계획을 세워보는 게 좋다. 자연주의 출산의 핵심은 이렇게 '스스로' 준비하고 계획하고 선택하는 데 있다.

지금은 많이 달라졌지만, 이전에 병원 분만을 하던 시절 내가 만났던 많은 산모들은 본인의 출산임에도 불구하고 요구 사항이 별로 없었다. "저는 아무것도 모르니 선생님이 다 알아서 해주세요" 이런 자세였다. 하루에 수십 건의 외래를 보고 한 달에 수십 건의 분만을 감당하던 시절에는 이러한 산모나 가족들의 태도가 편하고 좋았다. 하지만 자연주의 출산의 길에서 당당하게 자기 주장을 하는 외국인 산모들을 보면서, 우리나라 산모들도 좀 더 당당하게 자신들이 원하는 출산을 이야기했으면 하는 바람이 생겼다.

여기 한 외국인 산모의 출산 계획서를 소개하고 싶다. 이 산모는 의사나 출산 전문가가 아니다. 그녀는 출산을 준비하며 스스로 공부하고 고민한 내용을 상세하게 적어서 내게 전달했다. 나는 이 출산 계획서를 모델로 삼아, 메디플라워에서 출산하는 산모들에게도 출산 계획서를 쓰도록 권한다. 더 많은 산모들이 좀 더 진지한 고민과 준비를 하고 자신이 원하는 출산을 당당하게 주장하기를 바라서이다.

출산에 있어서 우리의 바람

출산 예정일: _____   출산 예정지: _____

_____ 년 _____ 월 _____ 일

존경하는 의사 선생님들과 병원 직원분들께,

이 출산 계획서는 내 아기의 출산 과정에서 내가 선호하는 것을 알려드리는 것이지 그대로 따라야 하는 규정은 아닙니다. 나는 내 계획대로만 할 수 없는 예기치 못한 상황들이 일어날 수 있다는 것을 충분히 알고 있습니다. 나는 의사 선생님의 전문가적 결정을 높이 신뢰합니다. 단지 선생님께서 정상을 참작할 만한 상황을 제외하고는 계속 우리에게 정보를 주시고 우리가 선택할 수 있는 옵션을 알려주시기 원합니다. 나는 자연스러운 출산을 하기를 원합니다. 다음과 같은 방법으로 자연주의 출산을 할 수 있도록 지원해 주시기 바랍니다.

1. 일반적 사항

나의 보호자는 남편과 어머니입니다. 나는 진통과 분만 중에 이분들이 나와 함께 있기를 원합니다.

2. 진통

진통중 자유롭게 몸을 움직이고 싶습니다. 진통중 내가 편안하게 느끼는 어떤 자세든지-쪼그려 앉기, 옆으로 눕기, 손과 발을 기댄 자세 등-취할 수 있게 해주십시오. 의학적으로 반드시 필요하거나 내가 구체적으로 요청을 한 경우가 아니라면 질내 검사를 하지 말아주세요. 탈수 상태인 경우를 제외하고는 링거 또는 정맥 주사를 원치 않습니다. 나와 아기만 건강하다면 너무 진통 시간에 연연하지 말아주십시오.

3. 태아 모니터링

태아 모니터링은 매번 하기를 원하지 않고 간간이 하기를 원합니다. 우리의 아기가 고통의 신호를 보내지 않는 한 나는 내부 모니터링을 하고 싶지 않습니다.

4. 진통 강화/ 유도 분만

분만이 정상적으로 진행되고 있다면 인위적으로 양수를 터뜨리지 말아주시기 바랍니다. 분만이 진전되지 않는 경우에도 나는 자연적인 방법을 먼저 쓰고 싶습니다.(걷기 등) 아기의 안전에 절대적으로 필요한 경우가 아니라면 의학적인 분만 촉진을 하고 싶지 않습니다.

5. 마취/진통제

진통제와 관련된 나의 선택을 잘 알고 있습니다. 진통 경감을 위한 약(진통제)을 쓰지 말아주세요. 필요시엔 내가 말씀드리겠습니다.

6. 제왕절개

절대적으로 필요한 경우가 아니라면 나는 제왕절개를 원하지 않습니다. 제왕절개가 필요한 경우 나에게 온전히 알려주십시오. 나는 의사 결정에 참여하고 싶습니다. 제왕절개가 필요하다면 처음부터 끝까지 내 남편이 분만실에서 나와 함께 있을 수 있도록 해주십시오. 이때 전신 마취가 아닌 부분(경막외 또는 척추 부위) 마취를 해주세요. 가능하다면 복부와 자궁을 가로 절개해 주세요. 꼭 흉부 엑스레이가 필요할 때엔 납 앞치마나 천으로 내 배(아기)를 가려주세요. 우리 아기가 고통이 없다면 출생 후 즉시 남편에게 넘겨주십시오.

7. 회음 절개

위급한 상황이 아니라면 회음 절개보다는 자연적으로 찢어지는 것을 감수하겠습니다. 나는 회음부를 보호하고 싶습니다. 스쿼팅과 케겔 운동 그리고 회음부 마사지를 사전에 실행할 것입니다. 회음부가 상처 나지 않도록 윤활유로 마사지 또는 지압을 하는 등의 조처를 취해주시고, 아기 머리가 너무 빨리 나오는 것을 방지할 수 있도록 아기 머리를 부드럽게 눌러주세요. 회음부를 펴는 데 필요한 밀어내기를 할 때와 멈출 때에 대해 안내를 받을 수 있다면 감사하겠습니다. 혹시 찢어진 회음부를 복구하거나 회음 절개술을 실시해야 할 경우가 생기면 국소 마취를 하고 싶습니다. 회음부가 찢어진 경우 근사치approximation 또는 중복overlap 회복 기술을 사용해 주시기 바랍니다.

8. 출산

나는 출산시 쪼그리고 앉는 동작 등의 자세를 직접 선택할 수 있도록 허락받고 싶습니다. 우리 아기를 출산 즉시 내 배나 가슴에 놓아주십시오. 우리 아기가 고통을 느끼지 않는 한 아기를 출산하기 위해 겸자 또는 석션기를 사용하지 말아주십시오.

9. 출산 직후

태반이 피토신 주사나 탯줄을 당기는 행위 혹은 태반 바닥을 압박하는 일 없이 저절로 나오게 하고 싶습니다. 탯줄이 스스로 태맥을 멈출 때까지 탯줄을 집거나 자르지 말아주십시오. 아기 체중이나 키 측정 같은 신생아 관리는 내가 아기에게 충분히 수유를 한 후에 해주십시오. 나는 출산 이후 우리 아기를 계속 내 가까이에 두고 싶습니다. 특별히 이상이 없다면, 필요한 측정은 가능한 내 배 위에서 나와 아기가 따뜻한 담요를 덮은 채로 받을 수 있도록 해주시면 감사하겠습니다. 만약 아기가 인큐베이터에 들어가거나 다른 특별 치료를 받게 된다면, 나나 내 남편이 직접 아기를 신생아 응급실에 데려다주고 싶습니다.

10. 산후

건강상의 이유로 꼭 필요한 경우가 아니라면, 나는 우리 아기와 분리되고 싶지 않습니다. 나는 우리 아기와 24시간 같은 병실에 있기를 바랍니다. 아기를 뜨거운 조명 아래 놓아두지 마시고 내가 안고 있게 해주세요. 나는 병원에서 가능한 한 빨리 퇴원하고 싶습니다.

11. 모유 수유

나는 우리 아기를 출생 직후부터 모유 수유를 하고 싶습니다. 의학적으로 필요하지 않는 한, 나는 우리 아기에게 어떤 약물(포도당 물이나 일반 약물 포함)도 투여하지 않기를 바랍니다. 나는 우리 아기에게 고무 젖꼭지를 물리기를 원치 않습니다. 분만 후 모유 수유 전문가가 일정한 시간마다 나를 방문해서 모유 수유를 도와주시기를 바랍니다.

앞의 계획처럼 좀 더 많은 가정이 출산에 대해 공부를 해서 본인들이 원하는 출산을 준비할 수 있기를 바란다. 또 각 가정의 이러한 요구가 잘 받아들여질 수 있는 의료적 환경이 하루빨리 마련되기를 소원해 본다.

가정 출산,
셋이서 맞이한 아침

봉봉이네 | 정광식

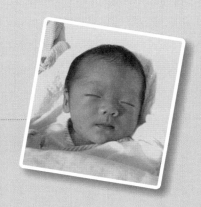

이 순간을 겸허히 받아들이니
더 큰 평온함과 강한 힘이 나를 찾아옵니다.
나는 알고 있습니다. 이 힘이, 삶의 여정 내내
우리와 함께하리라는 것을.

출산을 준비하며

10월 17일, 나는 아빠가 되었다. 우리는 의사나 조산사의 도움 없이 집에서 아내와 아기 그리고 나 이렇게 셋만의 힘으로 출산의 순간을 함께하였다. 둘로 시작해서 셋으로 끝난 우리 부부의 출산. 많은 사람이 무모하고 위험하다고 생각하는 우리의 출산 방법에 대해 나누고 싶어 이렇게 후기를 적는다.

처음부터 둘이서 출산을 하겠다고 생각한 것은 아니었다. 자연주의 출산에 관한 관심이 커진 것은 아이를 갖기로 하고 동네 도서관에서 발견한 미셸 오당의 《세상에서 가장 자연스럽고 편안한 출산》이라는 책을 접하고 난 후이다. 그 뒤 자연주의 출산에 관한 여러 책도 읽어보고 영상 자료도 찾아보고 아내와 이야기도 하면서 자연주의 출산이야말로 '출산'이라는 경험이 아내와 아기 그리고 나 모두에게 의미 있는 유일한 방법이라는 생각을 하게 되었다.

이렇게 아내와 자연주의 출산을 결심했지만 정작 자연주의 출산은 우리나라 병원에서는 어림도 없는, 미셸 오당 책에 나오는 피티비에 병원에서나 가능하다는 것을 알게 되었다. 그래서 우리는 병원 출산을 포기하고 〈울지 않는 아기〉에 나오는 부부처럼 조산사와 함께 가정 출산을 하기로 결심했다. 그리고 의료 환경과 멀어질수록 남편인 나의 역할과 책임이 중요하다는 생각이 들어, 출산시 아내를 도울 방법과 위기의 순간에 냉정한 판단을 하는 데 필요한 의료적 지식을 공부하기 시작했다. 그런 과정에서 알게 된 것이 바로 '히프노버딩'이다.

어느 외국인의 출산기에서 스치듯이 접한 히프노버딩은 산모와 출산 동반자가 어떻게 출산을 준비하고 아기를 맞이해야 하는지에 대한 구체적인 해답이었다. 특히 출산의 순간을 아내와 함께하고 아내가 출산의 고통으로 힘들어할 때 작은 도움이라도 주고 싶었던 나 같은 배우자에게 매우 필요한 내용이었다. 인터넷에서 히프노버딩을 교육하는 곳을 찾기 시작했고, 마침내 찾아낸 곳이 우리나라에서 유일하게 히프노버딩을 교육하는 메디플라워였다. 그곳에서 출산할 계획도 없었고, '자연스러운 탄생 교육'을 듣지도 않았고, 심지어 진료를 받은 적도 없었지만, 우리 부부는 무작정 전화를 걸어 히프노버딩 교육을 신청했다. 그리고 원장님의 배려로 히프노버딩 수업에 등록할 수 있었다.

히프노버딩 수업은 매우 유익했다. 보통 수만 원씩 들여서 하는 진료도 고작 몇 분에 불과하고 형식적인 내용이 대부분인데, 우리 부부의 출산 철학과 생각이 일치하는 원장 선생님과 자연주의 출산에 대해서 매주 몇 시간씩 깊은 이야기를 할 수 있다는 것은 무척이나 뜻 깊은 일이었다. 그리고 이론적 배경과 마음가짐뿐만 아니라 호흡과 이완, 시각화 훈련, 마사지, 자세 등 우리가 무엇을 해야 하는지도 구체적으로 알 수 있었다.

히프노버딩 수업을 통해 출산은 산전에 충분히 검사하고 준비하면 그리 위험한 일이 아니며, 일생을 통해 몇 번 경험할 수 없는 절대로 놓쳐서는 안 되는 소중한 순간이라는 것을 알게 되었다. 병원 분만이 당연시된 사회에서 각인된 출산에 대한 두려움만 걷어낸다면, 출산이 부모에게는 자기 치유 내지는 더욱 성숙한 자아를 갖는 기회가 될 수 있고, 아기에게는 세상에 대한 평화로운 첫인상을 심어줄 수 있는 순간이라는 생각이 들었다. 이러한 소중한 순간을 누군가의 도움을 받지 않고 오롯이 우리 셋만의 힘으로 맞이해 보면 어떨까 하는 생각이 막연하게 떠오르기 시작했다. 출산의 경험으로 얻을 수 있는 치유 또는 성숙의 에너지를 온전히 흡수해 보고 싶었다.

매일 저녁 아내와 함께 명상 음악을 들으며 호흡과 이완 연습을 하고, 아내에게 이완 대본도 읽어주고 라이트터치 마사지를 해주면서 누군가의 방해도 받지 않는 출산 환경이 더욱 편안하겠다는 생각이 들었다. 자연주의 출산은 의료 개입을 최소화하고, 산모의 출산 본능을 믿고 산모가 주체가 되어 출산을 진행하는 것이다. 따라서 아내가 자신을 믿고 나 또한 아내를 믿는다면, 그리고 반드시 의료적 개입이 필요한 순간을 내가 냉정하고 침착하게 옆에서 판단할 수만 있다면, 둘만의 출산도 가능하겠다는 생각이 들었다. 더 나아가 자연주의 출산이라는 경험을 어떻게 하면 삶에 있어 가장 의미 있는 순간으로 만들 수 있을까 고민을 하게 되었다.

이내 한 가정의 가장이 되어야 하는 나는 자연주의 출산을 내 가족의 삶을 새롭게 바라볼 기회로 만들고 싶었다. 아이에게 가장 좋은 것을 주고 싶은 부모의 마음으로 끼우는 첫 단추가 바로 자연주의 출산일 것이라 확신했다. 아내 역시 우리 출산은 우리 둘만의 힘으로 해보자고 이야기했다. 그 순간부터 아내가 달라 보이기 시작했다. 아내의 주위로 범접할 수 없는 아우라가 느껴졌다. 아내는 본능적으로 자연스러운 출산에 대한 확신을 갖고 있는 듯했다.

히프노버딩 수업이 마무리되어 갈 즈음 정 원장님은 자신의 병원에서 출산을 계획하기는커녕 진료도 한 번 받지 않은 우리 부부에게 구체적인 출산 계획을 물어보셨다. 우리는 둘만의 힘으로 해보겠다는 계획을 조심스레 말씀드렸다. 원장님은 우리 부부의 출산이 별 문제 없이 잘 끝날 수 있을 거라고 격려해 주시며, 만약 의료적 조치가 필요한 상황이 발생한다면 언제든지 받아줄 테니 걱정하지 말고 잘 준비해 보라고까지 말씀해 주셨다. 이러한 배려와 지지가 없었다면 우리 둘만의 출산은 어려웠을지도 모르겠다. 아무런 (금전적) 도움이 되지 않는데도 자연주의 출산이라는 가치 하나만으로 이렇게 배려를 해주시는 모습에서 우리는 매우 큰 감동을 받았다.

그 후 우리는 원장님께 두 번의 진료를 받았고, 예정일을 일주일 앞둔 마지막 진료에서는 의료용 가위와 집게, 탯줄 클램프, 고무로 된 스포이드 등이 들어 있는 출산 키트도 한 세트 빌려왔다. 정말 괜찮을까? 그래도 누군가 있는 게 낫지 않을까? 아내와 내가 과연 이 파도를 감당하고 넘을 수 있을까? 가족 출산을 결심한 이후 준비하는 와중에도 고민은 계속되었다. 이때 외국의 관련 사이트에서 읽은 글귀가 망설이던 나의 마음을 다시 한 번 붙잡아주었다.

"지난 수십 년간 나는 의료적인 도움 없이 성공적으로 아기를 낳은 수많은 엄마들과 부부의 이야기를 들어왔습니다. 각각의 출산은 독특하고, 아기들은 대부분 안전하게 태어나지만, 혹 문제가 생길 수 있습니다. 하지만 아무리 전문적인 의료 기술이 있더라도 모든 출산이 완벽하고 안전할 수는 없습니다. 어떤 아기는 안전하게 태어나고, 몇몇 아기들은 죽기도 합니다. 하지만 이 모든 것이 자연의 섭리입니다."

출산의 순간

10월 16일은 나의 서른두 번째 생일이었다. 예정일에서 일주일이 지나도록 소식이 없어 불안한 마음이 조금씩 늘어가던 아내였지만, 고맙게도 만삭의 몸을 이끌고 저녁 생일상에 미역국을 끓여주었다. 저녁을 먹으면서 아내는 하루 종일 배가 살살 아팠다고 했다. 아직 이슬도 나오지 않은 상태라 우리 둘은 그냥 연습 진통인가 보다 하고 저녁을 먹었다. 저녁을 먹으면서도 아내는 순간순간 말을 멈추며 파도를 느끼는 듯했지만, 아직 이슬을 보지 못했기에 특별하게 생각하지는 않았다.

식사 후에는 언제나처럼 한강변으로 산책을 나갔는데 평소와 달리 아내는 그리 많이 걷지 못했고, 계속 중간에 멈춰 서서 숨을 골랐다. 집으로 돌아와 수축 간격을 재보니 5분 정도였다. 잠자리에 들기 전 아내는 매일 해오던 이완 대본에도 집중하지 못했다. 그때까지도 나는 예닐곱 시간 후 아기가 태어날 것이라고는 생각하지 못했다. 예정일이 지나면서부터 이슬을 너무 기다려서 그런 걸까, 이슬이 안 나오면 아기는 태어날 수 없는 줄 알았던 것 같다.

결국 아내는 이완 연습도 포기하고 잠을 청해보았지만, 자정이 넘도록 계속되는 주기적인 수축에 쉽사리 잠이 들지 못했다. 그때부터 파도가 점점 빨리 더 크게 밀려오고 있다는 생각이 들기 시작했다.

'아. 이건 연습이 아니다. 실제 상황이다. 공부한 대로 하면 된다. 준비한 대로 하면 된다.'

이런 생각을 하면서 명상 음악도 은은하게 틀고, 이 날을 위해 아껴둔 밀랍 양초도 욕실을 포함한 집안 곳곳에 밝혀두고, 빨대 꽂은 물통과 수건, 헤드 랜턴, 출산 키트 등을 긴장된 마음으로 챙겼다.

처음에는 누워서 진통의 파도를 맞이하던 아내는 조금씩 자세를 바꿔보기 시작했다. 나는 옆에서 같이 호흡도 따라하고 기억해야 할 것들도 말하면서 아내가 그동안 연습했던 호흡과 이완을 놓치지 않도록 도왔다.

새벽 두세시 정도가 되었을 때 드디어 이슬이 주룩 흘러나왔다. 나의 권유로 따뜻한 물속에 들어간 아내는 이내 곧 편안해했지만, 편안해진 만큼 파도는 더 크게 밀려오는 것 같았다. 잠시 후 욕실에서 나온 아내는 아기를 세상 밖으로 보내기 위한 원초적 본능으로의 여행을 본격적으로 시작했다. 네 발로 기어다니기도 하고, 장롱 문고리를 잡고 서 있기도 하고, 창문 밖으로 고개를 내밀어 맑은 새벽 공기를 마셔보기도 했다. 새벽 다섯시가 넘도록 아내의 진통은 계속되었다.

다른 사람들의 출산기를 읽어보면 이슬도 미리 나오고 양막도 딱딱 열리는데 아내는 이렇게 극심한 고통 속에서도 큰 변화가 없었다. 아파하면 적당한 때 양막도 열리고 아기 머리도 보이고 할 줄 알았는데 아내는 그냥 아파하기만 했다. 뭔가 잘못되고 있는 건 아닌가 하는 불안한 마음이 조금씩 밀려왔다.

하지만 출산 동반자인 내가 먼저 무너지면 안 된다는 생각에 다시 정신을 차렸다. 아내에게 잘하고 있다고, 이제 얼마 안 남았다고, 거의 다 왔다고, 곧 머리가 보일 거라고 거짓말까지 해보았다. 하지만 출산은 너무나 넘기 힘든 산이었다. 아내는 결국 조산사를 부르라고 소리쳤다. 나 역시 많이 불안한 상태였는데 아내마저 조산사를 부르라고 하니 갑자기 머리가 멍해졌다.

지금까지 우리 두 사람은 정말 잘해온 것 같은데 이대로 다른 이의 도움을 받아야 하는 걸까? 하지만 이러다가 아내와 아이에게 큰일이 생기는 것은 아닐까? 우리의 결정이 정말 무모한 것이었나? 나의 객기로 소중한 이들을 잃는 것은 아닐까 하는 자책감도 들기 시작했다.

결국 아내가 재차 외치는 조산사를 부르라는 소리에 나는 거실로 나와 휴대 전화를 잠금 해제했다. 그런데 통화 버튼을 누르려는 순간 갑자기 머릿속에 《평화로운 출산 히프노버딩》 책에서 읽은 내용이 떠올랐다. 잘 견뎌온 산모가 갑자기 모든 것을 포기하고 피해버리려고 할 때가 있는데 그 순간이 바로 '다 왔다'는 뜻이며, 출산 동반자는 이런 사실을 산모에게 상기시켜 분위기를 바꿔줄 필요가 있다.

나는 바로 지금이 책에서 말하는 그 순간이라고 직감했다. 다시 마음을 다잡고 방으로 돌아와 아내에게 보이지도 않는(하지만 곧 보일 거라는 확신이 들었기에) 머리가 보이기 시작한다고 말했다. 이제 머리가 보이니 119도 조산사도 부를 필요가 없고 수술하기에도 늦었다고 말했다. 아무도 우리를 도와줄 수 없고, 설령 누가 온다 하더라도 당신이 아기의 엄마이니 이제 스스로 해결하는 수밖에 없다고 했다. "조금만 더 힘을 내자. 잘하고 있어. 당신은 지금 위대한 일을 하고 있어. 이제 출산 호흡을 해보자"며 격려했다.

온힘을 다한 출산 호흡을 몇 번 하자 정말 무언가 보이기 시작했다. 자그마한 회색빛의 물체가 조금씩 삐져나오기 시작했는데, 머리카락도 아니고 살가죽도 아닌 것이 바로 양막임을 직감했다. 양막에 싸여 아기가 나오고 있었지만, 양막에 둘러싸인 만큼 아내는 매우 고통스러워했다. 그 순간 "너무 힘들어. 양막, 터뜨려 줘!" 아내가 말했다 나는 "어, 그러자" 하며 의료용 가위를 가져다가 불룩 솟은 양막 위로 가볍게 댔다.

그러자 순식간에 양수가 왈칵 쏟아졌다. 사실 나는 자연주의 출산이란 인위적인 조치 없이(양막이 열리지 않으면 열리지 않은 채로) 출산하는 것이라는 고정 관념에 사로잡혀 있었기에 양막을 터뜨리는 순간에도 약간 망설였다. 하지만 제왕절개도 자연주의 출산의 일부분이 될 수 있는 것처럼, 양막을 터뜨리는 것 또한 산모가 주체적으로 결정한다면 그 또한 존중해 주어야 하는 것 아닐까 하는 생각이 들었다.

그러고 난 뒤 아내와 나 모두 자신감이 붙었다. 아내는 힘을 줄 때면 여전히 고통스러워했지만 조금씩 마음은 편안해지는 듯했다. 아기 머리가 산도에서 들어갔다 나왔다 하는 배림의 단계를 지나, 머리가 다 나와 들어가지 않는 발로 crowning 단계가 되었다. 이제 까만 머리카락이 만져졌다. 아내는 파도가 지나가고 나면 흐트러짐 없이 비교적 고른 호흡을 유지했다. 힘도 한 번에 천천히 부드럽게 그러면서도 묵직하게 잘 주었다. 이내 팽팽해진 회음부가 아기의 머리를 감싸는 모습이 보이다가 순식간에 머리가 나왔다.

아기의 목에는 탯줄이 감겨 있었다. 당황스러웠지만 이내 진정하고 책에서 수십 번 읽으며 매일 이미지 트레이닝했던 대로 침착하게 탯줄을 잡아 목에서 풀어냈다. 아내는 힘을 빼고 '하하하' 스타카토 호흡을 시작했다.

6시 33분, 드디어 아기가 스르르 미끄러져 나왔다. 나는 조심스레 아기를 안아 아내의 배 위에 올려주었다. 아기는 곧 콜록거리며 살짝 울음을 터뜨렸다. 아내는 조용히 인사를 건넸다.

"봉봉아, 엄마야. 나오느라 힘들었지?"

나는 바로 고무 튜브를 가져와서 아기 코와 입의 양수를 빨아내고 발바닥을 마사지하면서 아기가 제대로 호흡하는지 지켜보았다. 아기는 엄마의 가슴 위에서 숨도 잘 쉬고 고개를 들어 엄마도 쳐다보고 아빠도 쳐다봐 주었다. 어설프게 젖도 빨았다. 숨도 잘 쉬고 있었다. 아내는, 아니 엄마는 평온하게 아기를 안고 둘만의 시간에 집중하고 있었다. 우리 셋은 아무것도 하지 않은 채 평온하게 그렇게 30여 분을 함께 누워 있었다. 누구의 방해도 받지 않았다.

창밖을 보니 어두웠던 새벽이 지나고 어느새 동이 터오고 있었다. 붉게 밝아오는 창문을 앞에 두고 꾸물꾸물거리는 새 생명을 지켜보고 있으니 우리에게 찾아온 새 생명을 온 자연이 반기기 시작하는 듯한 느낌이 들었다.

이제 태반만 나오면 된다. 탯줄의 맥박이 멈춘 지 꽤 되었지만 자르지 않았다. 탯줄을 자르지 않고 저절로 떨어지게 하는 연꽃 출산을 할 생각이었다. 아기는 탯줄이 달린 채로 속싸개에 싸두었다.

그런데 두 시간이 지나도록 태반이 나오지 않았다. 사실 출산 과정 중 제일 위험한 순간이 태반이 나올 때라고 공부했다. 태반이 나온 후에 과다 출혈이 문제가 되는 경우가 많다고 했다. 자궁이 수축함에 따라 태반은 나오게 마련이라고 배웠지만, 두 시간을 넘어서도 태반이 나오지 않으니 엄마와 아기 모두 불편했다. 불안한 마음에 일단 탯줄을 자르고 출산센터에 전화를 걸었다.

자초지종을 들은 조산사님은 먼저 축하의 말을 전한 뒤 많이 불안하면 일단 병원으로 와서 진료를 받아보라고 하셨다. 우리 부부는 조금만 더 지켜보고 상황이 여의치 않으면 병원으로 가기로 했다. 여전히 불안한 마음으로 태반이 나오기를 기다리는데 전화 한 통이 걸려왔다. 정 원장님이었다. 원장님은 "축하해요. 태반은 자궁이 수축함에 따라 몇 시간이 걸리더라도 반드시 나오니까 특별히 큰 출혈이 없다면 집에서 편히 계세요. 엄마가 태반에 신경 쓰지 않고 조금씩 움직이다 보면 나오게 되어 있어요. 대부분 변기에 앉아 있을 때 태반이 나오는 경우가 많아요. 오후가 넘어서도 나오지 않는다면 그때 다시 생각해 보기로 해요"라고 하셨다.

아, 정말 말로 표현할 수 없을 정도로 감사했다. 가정 출산을 하면서 원장님께 이렇게 많은 도움을 받게 될지 몰랐다. 원장님의 전화를 받고 나니 마음이 정말 편안해졌다. 히프노버딩의 핵심은 '고통에 대한 두려움 제거'라고 생각하는데, 원장님의 전화 한 통으로 태반 반출의 두려움이 사라졌다.

그리고 10시 45분, 아내는 변기 위에서 태반을 낳았(?)다. 4시간 12분 만이었다. 큰 출혈도 없었다. 일반 병원에서라면 네 시간이 넘도록 기다려줬을까 하는 생각이 들었다. 그제야 비로소 아내에게 말했다.

"정말 수고했어. 대단하다, 당신. 고생시켜서 미안해. 내가 말은 못했는데 너 정말 죽는 거 아닌가 생각했어."

눈물이 주르륵 흘렀다. 사실 소리 내어 엉엉 울었다. 정작 고생한 엄마와 아기는 껴안고 평화롭게 있는데 그냥 구경만 한 내가 이렇게 눈물을 쏟다니 부끄러웠다. 하지만 행복했다. 모험도 도전도 아닌 그냥 더 행복해지기 위해서 선택한 가족 출산이었으니 말이다. 이런저런 우여곡절도 있었지만, 내가 앞으로 느끼게 될 모든 행복은 아내와 아기에게서 온 것임을 깨닫게 되는 시간이었다.

'가정 출산'이 우리 가족에게 남긴 것

❶ 자연스러움에 반드시 돈이 필요한 것은 아니다. 우리 부부는 일체의 기형아 검사를 하지 않았다. 돈이 아까워서도 아니고 막연한 요행을 바란 것도 아니

었다. 우리 부부 스스로 공부하고 고민 끝에 내린 결정이었다. 검사라고는 임신 9개월이 될 때까지 동네 산부인과에서 받은 3만 원짜리 초음파 검사 네 번이 전부였다.

정부에서 지원해 주는 고운맘 카드도 많이 남아 있어 젖몸살로 모유 수유 클리닉을 찾았을 때 사용할 수 있었다. 그뿐만 아니라 우리가 사는 구에서 주는 '첫아이 출산 축하금'으로 10만 원을 받았고, 건강보험공단에서 가정 출산을 하면 주는 25만 원도 받았다. 결국 자연주의 출산으로 35만 원을 번(?) 셈이다. 집에서 출산한 데 대한 자그마한 보상인 것 같다.

돈을 벌었다는 것이 중요한 게 아니라, 돈에 얽매이지 않고 자연주의 출산이라는 가치를 얻었다는 것이 우리 가족에게 소중한 경험이 된 것 같다. 소중한 것을 얻기 위해서는 더 많은 돈이 필요하다는 식의 논리에서 벗어날 수 있는 경험이었다. 의료진의 도움 없는 가족 출산에서 얻은 가치는 앞으로 우리 가족이 살아가는 데 중요한 지침이자 철학이 될 것 같다.

❷ 아기를 태어나게 하고 나를 다시 태어나게 한 아내, 우리 가족의 뿌리임을 확인하다. 이 모든 것은 위대하고도 성스러운 아내가 있었기에 가능했다. 출산 뒤에도 나는 2주간 휴가를 내고 아내의 산후 조리를 도왔다. 이렇게라도 해서 아내 옆에서 뭔가를 하려고 발버둥 쳐(?)보았지만, 그것은 남자의 영역이 아니라는 것만 확인할 수 있었다. 아기를 낳고 젖 주고 기르는 것은 엄마만이 할 수 있는 성스러운 일들임을 가슴 깊이 느낄 수 있었다.

의료진의 도움 없는 가족 출산을 통해 얻은 소중한 가치와 경험은 아내가 있었기에 가능했다. 결국 아내가 아기뿐만 아니라 나의 삶도 새롭게 태어나게 해준 것 같다. 앞으로의 나의 삶은 아내에게 받은 은혜를 갚는 시간이 되도록 해야 할 것 같다.

❸ 이 세상 어느 곳, 어떤 상황이라도 우리 셋이서 헤쳐 나갈 수 있다는 자신감을 얻다. 나는 에베레스트를 올라본 적도, 남극 탐험을 해본 적도, 번지 점프를 해본 적도 없다. 그렇지만 아이를 만나는 과정은 지금까지의 경험 중 그 무엇과도 비교할 수 없는, 그리고 앞으로도 없을 삶과 죽음의 경계에 가장 맞닿은 순간이었다. 그 순간을 가족에 대한 믿음만으로 아무런 문제 없이 지나온 지금 나는 한 여자의 배우자로서, 한 아이의 아버지로서 우리 가족을 이끌어나갈 수 있는 근원적인 자신감을 얻었다.

마치 가족이라는 마당 깊은 곳에 소중한 보물을 묻어둔 것 같다. 물론 앞으로 살아가면서 크고 작은 어려움도 있을 테고, 서로 티격태격하는 날도 많을 것이다. 그럴 때마다 그 마당 속 보물은 우리를 언제나 가족이라는 울타리 안에 머물게 하는, 우리만 알 수 있는 숨겨진 재산이 되지 않을까?

가정 출산

봉봉이네의 가정 출산은 진정한 자연주의 출산에 대한 많은 시사점을 준다. 우리 나라 대부분의 전통 출산이 이러한 모습으로 이루어졌고, 아기를 낳아본 여인들이 없는 상황에서는 남편이 이렇게 아내 곁에서 아기를 받았다. "출산은 병이 아니고, 엄마와 아기가 건강하다면 집에서도 충분히 할 수 있다"는 신념이 있었기에 가능한 일이었다.

최근에 많은 분들이 자연주의 출산에 대해 알아보고 있지만, 결국 마땅한 병원 이나 시설을 찾지 못하고 포기하는 경우가 많다. 자연주의 출산 병원에서 출산하는 경우도, 부부가 주체가 되어 스스로 공부하고 연습하고 준비하기보다는, 병원이나 출산 센터에서의 '서비스'를 기대하는 자세로 자연주의 출산을 받아들이기도 한다.

하지만 이렇게 자연주의 출산이 또 하나의 서비스가 되고, 상업적인 논리나 마케 팅의 수단이 된다면 진정한 자연주의 출산이 이 땅에 뿌리를 내리기는 힘들다고 본 다. 자연주의 출산의 핵심은 엄마, 아빠, 아기가 '주체'가 되는 것이다. 모든 임신 출 산의 과정을 스스로 자연스럽게 준비하고, 정말 문제가 생기는 경우 의료적인 도움 을 받는다는 마음의 준비가 있어야 한다.

자연주의 출산의 가치를 제대로 이해했다면 병원이 없어서 혹은 비용이 비싸서 포기하는 일은 없을 것이다. 봉봉이네처럼 분명한 신념을 가지고 부부가 잘 준비한다면 주어진 환경에서 자신들이 꿈꾸는 행복한 출산을 할 수 있다.

또 하나의 시사점은, 출산까지 잘하고 태반을 기다리던 중 혹시 과다 출혈 등의 문제가 있지 않을까 하는 불안에 휩싸였지만 그 순간 의사의 구체적인 조언으로 다시 마음의 평온을 찾았다는 부분이다. 우리의 몸과 마음과 머리는 하나로 연결되어 있다. 즉 올바른 지식이 있을 때 평온한 마음을 가질 수 있다는 뜻이다. 그런 면에서 단순히 나 혼자서도 아기를 잘 낳을 수 있다는 확신에 더해, 출산 과정에 대한 이해와 응급 상황에 대응할 수 있는 지식, 그리고 영양 관리와 운동이라는 삼박자가 맞아야 온전한 자연주의 출산을 준비할 수 있는 것이다.

봉봉이네 출산에서 오해하지 말아야 할 것이 있다. 봉봉이네 출산이 '의료진이 곁에 있지 않은 출산'이기는 했지만 의료진의 도움을 전혀 받지 않은 출산은 아니었다는 점이다. 히프노버딩 교육 과정에서도 의사의 조언을 들었고, 출산 과정에서 기존 의학 지식에 기초한 도움을 받았다. 출산 순간에도 조산사와 통화를 해 만일의 경우 병원으로 갈 준비를 하고 있었고, 태반이 안 나올 때 의사와의 통화를 통해 안심할 수 있었다.

이렇듯 자연주의 출산의 핵심은 의료진의 도움을 '안 받는' 것이 아니라 엄마와 아빠가 주체가 된 '자기 주도'의 출산이라는 데 있다. 그래서 무엇을 안 한다는 의미보다는 '가족 중심' '자기 주도'라는 의미가 강조되는 것이 바람직하다. 너무 '안 한다'에 초점을 두다가 정말 중요한 안전의 문제를 놓치는 경우가 생길 수 있기 때문이다.

봉봉이네 출산에서도 아기가 양막에 싸여 나올 때 양막을 터트려야 할지 어떨지 고민하는 아빠의 모습이 보인다. 양막을 터뜨리지 않는 것이 자연주의 출산이고 터뜨리는 것은 의료 개입이라고 보는 이분법적인 접근은 바람직하지 못하다. 무분별한 약물 사용과 의료 개입은 안 하는 것을 기본으로 하지만, 중요한 순간에 필요한 의료적 조치까지 하지 말아야 한다는 강박 관념을 가질 필요는 없다.

중요한 것은 선택의 동기이다. 아기의 안전과 평화로운 출산을 위해서 그런 조치를 하는 것인지, 아니면 무언가 서둘러서 빨리 끝내고 싶은 마음 때문인지, 혹은 내가 이전에 해왔던 방식이니까 익숙한 대로 하는 것인지 동기를 살펴보는 것이 중요하다. 내가 이해되지 않는 모습으로 출산이 진행되지 않기를 바란다거나, 내 몸이 힘들더라도 엄마와 아기를 위해 좀 더 기다려주고자 하는 동기에서 무언가를 하거나 하지 않기로 결정하는 것이 자연주의 출산에서 의료적 개입의 올바른 판단 기준이 될 것이다.

—

둘라가 되면서
달라진 삶

솔이 엄마 | 윤자경

출산 후 자연주의 육아에 도전하다

출산 전에는 산후 조리를 최대한 빨리 끝내고 다시 직장으로 복귀하려고 했으나, 자연주의 출산과 모유 수유를 하면서 나의 삶은 자연스럽게 아이 중심으로 바뀌었다. 퇴사를 결정하고 "10년 동안은 아이와 함께 잘 성장해 보자!"라는 다짐을 하게 된 것!

나의 결심은 확고했다. 아기와 생명의 힘을 믿고, 참고 기다리면 아기가 나온다는 자연주의 출산의 철학은 나의 육아에도 그대로 적용되었다. 아이에게 우선순위를 모두 맞추니 모든 것이 자연스러워졌다. 태어난 뒤로 한 번도 나에게서 떨어져본 적이 없는 솔이는 자연스럽게 모유를 먹으며 자랐고, 진통의 고비를 함께 넘고 아기와 피부를 맞대며 캥거루 케어를 했던 아빠는 힘든 육아에 없어서는 안 될 전우가 되었다.

그러나 사회 경력을 쌓는 길을 포기하고 나의 에너지와 노력을 아이에게 투자하면 모든 것이 잘될 것이라는 생각은 곧 벽에 부딪쳤다. 솔이를 어린이집에 맡기려고 했지만 전업 맘의 아이는 어린이집 입소 우선순위에서 밀려 들어가기 어려운 상황이었다. 나는 '자연주의 육아'를 하기로 했다.

육아의 과정은 출산과는 또 다른 생존의 몸부림이었다. "애 낳는 건 쉬워!"라고 하던 선배 엄마들의 말에 고개가 숙여졌다. 시행착오를 줄이기 위해, 내가 잘할 수 있다는 생각을 내려놓고 자연주의 출산을 한 선배 엄마들의 온라인 카페에 가입을 했다. 자연주의 출산을 한 엄마들의 육아 고민은 병원 분만을 한 엄마들과는 사뭇 달랐다. 모두 다른 출산을 했지만 서로 무슨 고민을 하는지 아는 선배 엄마들의 따뜻한 댓글과 공감 가는 이야기는 육아로 지친 내 마음을 달래기에 충분했다.

그녀들을 직접 만나고 싶어진 나는, 백일이 지난 아이를 꽁꽁 싸매고 오프라인 독서 모임에 무작정 나갔다. 어머나! 세상에! 이런 공간이 있다니. 누구의 눈치도 보지 않고, 아이가 원하면 언제든지, 망설임 없이 모유 수유를 할 수 있는 우리만의 모임이 있다는 것이 너무나 행복했다.

그렇게 함께 책을 읽고 나누는 이야기들은 그동안 막연하게 옳다고 생각했던 출산과 육아에 대한 내 신념의 부족한 부분들을 차곡차곡 알차게 채워주었다. 그때 그 독서 토론 모임이 아니었더라면 어떻게 아이를 키웠을지, 어떻게 산후 우울증 없이 그 시기를 보낼 수 있었을지 지금 생각해도 막막하기만 하다.

우리끼리 엄마 선생님이 되다

한 달에 한 번씩 엄마들을 만나면서 책 이야기와 육아 이야기를 하며 지내던 어느 날, 일본의 자연주의 육아를 소개하는 《기적의 유치원》이라는 책을 읽게 되었다.

"토리야마 유치원의 선생님들은 보통 아줌마들이다. 유아 교육을 전공한 사람은 아무도 없다. 이들은 아이의 변화를 재빨리 알아차리는 선생님, 아이를 믿어주는 선생님이며, 아이가 스스로 할 수 있도록 기다려주는 좋은 선생님이다."

(조혜경,《기적의 유치원》에서)

우리도 아줌마니까 아이들에게 좋은 선생님이 될 수 있다! 우리도 한번 해보자! 이렇게 해서 그날 책 모임에 나온 엄마 넷이 함께 뭉치게 되었다. 공동 육아나 자연 육아 같은 거창한 모임은 아니지만, 자연주의 출산을 같이 한 엄마들이기에 마음이 맞았다. 처음에는 네 명의 엄마와 네 명의 아이들로 시작을 했는데, 지금은 엄마가 일곱 명으로 늘었고, 2년이 지나는 사이 둘째들도 태어나 지금은 모두 11명의 아이들이 흙을 만지며 함께 놀고 있다. 모임의 이름은 "자연에서 크는 아이들은 콩나물처럼 쑥쑥 자랍니다!"를 따서 '자콩'이라고 붙였다.

우리 모임의 아이들은 시설이나 규율에 얽매이지 않고 자연이든 어디든 힘찬 에너지를 풀어내며 스스로 배우고 건강하게 자란다. 아이들은 매일 자연에서 함께 놀면서 건강하게 자라고, 엄마들은 사회에서 결코 배울 수 없는 귀한 것들을 얻는다.

아이들이 걷기 전에는 순번을 정해서 서로의 집을 터전삼아 아이들과 함께 모였다. 아이들은 놀아서 좋고, 엄마들은 함께 책을 읽으며 각자 지향하는 육아에 대한 이야기를 나누니 좋았다. 아이들이 하나씩 걷고 뛰기 시작하면서 모여 이야기를 나누는 시간은 점점 줄어들었지만, 같은 공간에 나와 내 아이만이 아니라 다른 사람도 함께 있다는 것이 주는 그 든든함만으로도 좋다.

아이들이 차례차례 젖을 떼고 일반식을 먹게 되면서부터는 각자 집에서 준비해 온 도시락을 나눠 먹는다. 평소에는 집에서 아이랑 대충 먹기도 하지만, 함께 모이는 날만큼은 내 반찬 하나만 가져가도 총 일곱 가지 새로운 반찬을 먹을 수 있다. 영양학적으로도 좋고 최소한 한 끼 밥 걱정을 덜 수 있으니 그 또한 쏠쏠한 즐거움이다. 또한 음식을 골고루 먹으며 좋은 식습관을 기르는 일은 매우 중요한 활동이다.

이렇게 놀며 배우기를 2년. 우리는 엄마들이 모여 자연 육아를 하는 내용의 제안서를 서초구의 '서울시 마을공동체사업'에 제출했다. 자연에서 아이들과 함께 놀고 느끼고 배운 것을 잘 정리하고 여기에 활동 계획 등을 추가해서 만든 제안서는 놀랍게도 높은 경쟁률을 뚫고 채택이 돼 마을 공동체 지원 사업비를 받게 되었다. 그리고 한 달에 한 번씩, 아이를 기관에 보내지 않고 스스로 키우고 싶어 하는 엄마들에게 그동안의 우리 경험을 들려주며 공동 자연 육아를 할 수 있도록 격려하는 활동까지 하고 있다.

우리 모임에는 네 살, 다섯 살이 되면서 졸업(?)을 하고 유치원이나 어린이집으로 가는 아이들도 있다. 그렇지만 새로 들어올 둘째들이 있기에 우리는 여전히 숲으로, 공원으로, 추운 겨울에는 박물관으로 달려가 즐겁게 배울 것이다.

"우리는 아이들을 가르치지 않는다고 했잖아요. 다만 아이들이 할 수 있는 환경을 만들어주는 것뿐이어서 (선생님을 채용하는 데) 특별히 어려운 것은 없어요." "좋은 선생님은 아이를 관찰하는 능력이 있는 사람, 그리고 손을 놓을 수 있는 사람입니다."(모두 조혜경, 《기적의 유치원》에서)

둘라가 되며 달라진 삶

직장 생활을 하면서 직업이 삶의 수단이 아니라 삶의 방향이 되면 좋겠다는 생각을 하곤 했다. 그래서 나는 둘라가 되기로 결심했다. 둘라는 진통과 출산과 모유 수유를 돕는 비의료 전문가이다. 서구에서는 협회가 있을 정도로 활성화되어 있으나, 우리나라는 아직 일부 자연주의 출산 병원에서만 볼 수 있다.

솔이를 낳을 때 경험한 둘라의 든든한 손길이 참 좋은 기억으로 남아 있다. 그래서 메디플라워에서 둘라 양성 과정 공고가 나오자마자 바로 등록하고 이론과 실습을 마치게 되었다. 다른 여성의 출산을 돕는 일은 나에게 많은 깨달음을 준다.

내가 아기를 잘 낳았기에 다른 여성의 진통도 잘 도울 수 있다고 생각했다. 그러나 출산을 하나둘 도우면서 나 자신을 더 잘 돌아보게 되었다. 생명이 태어나는 그 순간은 오롯이 아기와 산모를 위한 시간이라는 것도 자연스럽게 깨닫게 되었다. 돕겠다고 시작했지만 생명의 진리 아래서 겸손해지며 성장하는 나를 발견하게 되었다.

물론 둘라 일이 쉬운 것은 아니다. 아기는 시도 때도 없이 나오기 때문에 요청이 오면 하던 일을 멈추고 가야 한다. 그렇다고 해서 엄청난 인내심과 희생을 필요로 하는 일도 아니라고 감히 말해본다.

둘라는 특별히 공부를 많이 해야 하거나 출산 경험이 있어야 할 수 있는 것이 아니다. 아직 결혼하지 않았더라도 출산 현장에서 만나게 되는 상황들을 잘 파악하고 유연하게 대처할 수 있다면 누구라도 둘라가 될 수 있다. 따라서 둘라가 되길 망설이는 이들이 있다면 걱정하지 말라고 얘기하고 싶다. 내 도움을 필요로 하는 사람을 돌봐줄 수 있는 정도의 관심과 시간만 있다면 큰 보람을 느낄 수 있는 직업이라고 생각한다.

얼마 전 친구의 둘라를 하게 되었다. 그 친구와 전에는 나눌 수 없었던 경험들을 함께하며 우리는 서로를 진심으로 이해하고 신뢰하게 되었다.

종종 주변 사람들에게 이런 이야기를 하곤 한다. 내가 만약 자연주의 출산을 하지 않았더라면 겉으로 보이는 것에 따라 살고 남들의 말에 더 귀 기울이면서 아이를 키웠을 것이라고. 그러나 자연주의 출산을 통해 삶에서 더 중요한 것이 무엇인지, 나와 내 아이 그리고 우리 가정에 더 필요한 것이 무엇인지 스스로 질문하고 느끼고 결정하는 법을 배우게 되면서, 나의 가치관과 삶의 지향점, 육아의 방향은 완전히 달라졌다.

아기를 낳고 기른다는 것은 먼저 나를 변화시키는 일이다. 그리고 세상에 대한 관점이 바뀌는 일이다. 잘 준비하면 고통의 길이 아닌 감사의 길이 되고, 멋진 엄마이자 멋진 여성으로 살아갈 수 있는 기회가 되기도 한다. 이 순간 모든 임신부들의 건강한 출산을 응원한다.

에필로그

—

출산이 맑아야
사회가
건강하다

한동안 '웰 빙well being'이란 단어가 유행처럼 사람들의 일상에 파고들더니, 요즘은 그 뒤를 이어 '웰 다잉well dying'이 중요한 화두로 떠오르고 있다. 그러나 이보다 마땅히 선행되어야 할 것이 있을 것 같다. "어떻게 임신 기간을 보낼 것인가?"(well being pregnant), "어떻게 낳을 것인가?"(well birthing), "어떻게 태어날 것인가?"(well being born), "어떻게 젖을 먹이고(well nursing) 기를 것인가(well nurturing)?"가 바로 그것이다.

건강한 출산과 육아는 행복하고 건강한 삶이라는 관문으로 가는 열쇠이다. 배려받는 출산, 존중받는 출산, 건강하고 평화로운 출산을 경험한 엄마 아빠는 출산과 성性에 담긴 생명의 본질을 깨닫고 부모 형제와의 관계, 타자와의 관계까지 새롭게 정립하게 된다. 또한 자기가 원하는 시간과 방법으로 세상에 태어나 첫 시간을 엄마와 함께 보냄으로써 깊은 결속과 애착을 경험한 아기는, 이를 통해 평화로운 삶을 영위해 갈 힘을 얻게 된다. 이것이 자연주의 출산을 하는 목적이자 가치이다.

병원 분만이 하나의 문화가 된 지금의 상황에서 자연주의 출산에 도전하는 것은 큰 용기를 필요로 하는 일이다. 그러니 걱정과 생각만 하기보다 먼저 자연주의 출산을 경험한 분들의 이야기를 들어보고, 도움을 줄 수 있는 병원이나 전문가를 찾아가 직접 상담해 보는 것이 현명할 수 있다. 평화로운 출산을 경험한 엄마 아빠들의 이야기를 통해, 더 많은 예비 엄마 아빠들이 맑은 출산을 경험해 보길 진심으로 바란다.

정환욱(메디플라워 산부인과/자연출산센터 원장)

샨티의 뿌리회원이 되어
'몸과 마음과 영혼의 평화를 위한 책'을 만들고 나누는 데
함께해 주신 분들께 깊이 감사드립니다.

샨티는 만드는 사람과 읽는 사람이 직접 만나고 소통하기 위해 회원제도를 두었습니다. 회원제도에 대한 자세한 사항은 샨티 블로그 http://blog.naver.com/shantibooks를 참조하십시오.

회원이 아니더라도 이메일(shantibooks@naver.com)로 이름과 전화번호, 주소를 보내주시면 독자회원으로 등록되어 신간과 각종 행사 안내를 이메일로 받아보실 수 있습니다.

전화 : 02-3143-6360 팩스 : 02-338-6360
이메일 : shantibooks@naver.com